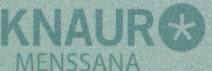

DR. THOMAS RAMPP * ANDREA JAKOB

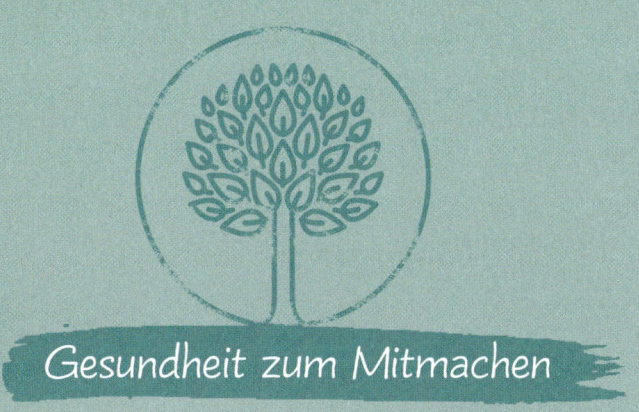

Gesundheit zum Mitmachen

Hilfe bei
RÜCKENSCHMERZEN

✔ Selbst aktiv werden
✔ Beschwerden lindern und heilen
✔ Lebensqualität steigern

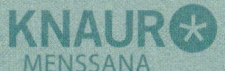

KNAUR
MENSSANA

VORWORT

Kaum jemand bleibt ein Leben lang frei von Rückenschmerzen. Sei es der verspannte Nacken nach anstrengender Arbeit, der heftige »Hexenschuss« oder der dumpfe, quälende Schmerz im Lendenwirbelbereich – Rückenschmerzen sind nicht nur unangenehm: Sie schränken die Lebensqualität ein, machen uns unbeweglich und drücken aufs Gemüt. Außerdem gibt es kaum ein Beschwerdebild, das zu so vielen Krankschreibungen führt. Rückenschmerzen sind also tatsächlich auch ein wirtschaftliches Problem.

In den meisten Fällen ist Rückenschmerz nicht das Symptom einer Krankheit, sondern eine sogenannte »Befindlichkeitsstörung« ohne spezifische Ursache. In vielen Fällen wird der Arzt also beim besten Willen nicht sagen können, woher die Rückenschmerzen kommen. Das ist für viele Menschen verstörend und fördert ein Gefühl der Hilf- und Machtlosigkeit. Kein Wunder also, dass Rückenschmerzen auch ganz einfach unglücklich machen.

Die berühmte »Spritze in den Rücken« oder das schnell eingeworfene Schmerzmittel helfen auch nur begrenzt. Viel wichtiger, gesünder und meist auch erfolgreicher ist es, als Betroffener selbst aktiv zu werden. Deshalb gehören zu einer erfolgreichen Behandlung unbedingt Veränderungen im Lebensstil, mehr Bewegung, Stressabbau und eine vollwertige Ernährung. Auch ein achtsamerer Umgang mit sich selbst – den man vielleicht erst lernen muss – kann hier Wunder wirken.

Dieses Buch soll Ihnen dabei helfen, selbst aktiv zu werden, um Ihren Rückenschmerzen eine kluge Strategie entgegenzusetzen.

Wir wünschen Ihnen gute Besserung und viele schmerzfreie Tage!

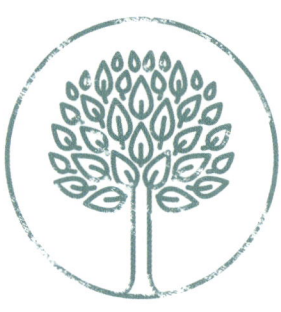

»Ich habe Rücken«

Rückenschmerzen gehören zu den häufigsten Beschwerden in der deutschen Bevölkerung. Die deutsche Rückenschmerzstudie ergab, dass bis zu 85 Prozent der Bevölkerung mindestens einmal in ihrem Leben den Rücken betreffende Schmerzen bekommen.

Bei Rückenschmerzen handelt es sich um eine subjektive Erfahrung, zu der andere Menschen nur indirekt Zugang haben. Wissenschaft und medizinische Praxis sind also auf Berichte der Betroffenen angewiesen. Es gibt keinen Labortest und keine technisch unterstützte Untersuchung, die im Zweifelsfall Rückenschmerzen sicher belegen oder ausschließen kann.

Weder in der medizinischen Literatur noch in der Unterhaltungsliteratur des späten 19. und frühen 20. Jahrhunderts spielten Rückenschmerzen oder andere Rückenbeschwerden eine besonders wichtige Rolle. Noch heute wird z. B. in Frankreich gerne von »Leberproblemen« *(mal au foie)* gesprochen, wenn eigentlich der Rücken gemeint ist. Heutzutage dagegen sind Rückenschmerzen und Krankheiten der Wirbelsäule (sogenannte Dorsopathien, also Rückenleiden) vor allem in Deutschland eine Gesundheitsstörung von herausragender Bedeutung. So sind Rückenleiden ein besonders häufiger Grund für die Inanspruchnahme des medizinischen Versorgungssystems, für Arbeitsunfähigkeit und Verrentung. Laut einer aktuellen Krankenkassenstudie leiden 75 Prozent aller Berufstätigen unter Rückenschmerzen. Nach Infektionen der oberen Atemwege sind Rückenschmerzen die zweithäufigste Ursache für eine Krankschreibung. Männer werden dabei häufiger krankgeschrieben als Frauen.
Aber wo ist der »Rücken« genau? Und was sind »Schmerzen«? Die zweite

Frage ist kaum zu beantworten, da das Schmerzverständnis von Person zu Person variiert. Je nach sozialer oder ethnischer Gruppe existieren unterschiedliche Schmerzvorstellungen und Schmerzschwellen. Dies zeigt sich vor allem bei Berichten zu geringgradigen Schmerzen. Hier ist die Abgrenzung gegen Noch-nicht-Schmerz, Steifigkeitsgefühle oder andere Unbehaglichkeiten in der Rückenregion besonders schwierig.

Die Frage nach der exakten Lokalisation des »Rückens« ist etwas einfacher zu beantworten. Anatomisch gesehen reicht er vom Hinterhaupt bis zur Gesäßfalte. Alltagssprachlich wird in der Regel zwischen Nacken (Hinterhaupt bis zum letzten fühlbar vorstehenden Halswirbel) und Rücken unterschieden. Verwendet wird auch der Begriff Kreuzschmerzen. Dieser ist definiert als Schmerzen unterhalb des Rippenbogens und oberhalb der Gesäßfalte, mit oder ohne Ausstrahlung. Begleitend können noch weitere Beschwerden und Symptome auftreten.

In den deutschsprachigen Ländern fehlt ein einheitliches »Rücken«-Konzept, wie es die englischsprachige Welt mit »low back« (unterer Rücken) und »upper back« (oberer Rücken) hat. Oft orientiert man sich daher auch an der anatomischen Einteilung der knöchernen Wirbelsäule, also der Wirbelkörper, und spricht von HWS-Syndrom (Halswirbelsäulensyndrom), BWS-Syndrom (Brustwirbelsäulensyndrom) und LWS-Syndrom (Lendenwirbelsäulensyndrom).

Entsprechend der Ursache können nichtspezifische und spezifische Rückenschmerzen unterschieden werden. Bei nichtspezifischen Rückenschmerzen lassen sich keine eindeutigen Hinweise auf eine zu behandelnde Ursache erkennen. Dagegen haben spezifische Rückenschmerzen eine feststellbare körperliche Ursache, deren gezielte Therapie den Krankheitsverlauf positiv beeinflussen kann, z. B. Bandscheibenvorfall, Spinalkanalstenose, Entzündung, Osteoporose, Fraktur, Infektion, Tumor, Spondylolisthesis (Wirbelgleiten) usw. Mit dem momentanen medizinischen Wissensstand ist es nicht möglich, die Klassifikation nach Ursache der Rückenschmerzen noch genauer zu differenzieren.

In 80 Prozent der Fälle sind Rückenschmerzen nur ein Warnsignal, also ein Symptom und keine Krankheit. In den allermeisten Fällen sind Schäden an der Wirbelsäule einschließlich der Bandscheiben eben nicht die Ursache der Probleme. Die Bedeutung bildgebender Verfahren zur

Abklärung von Rückenschmerzen wird erheblich überschätzt. Häufig werden auf Bildern erkennbare Veränderungen fälschlich als Diagnose angegeben, was dann zur unnötigen Verunsicherung von Patienten beiträgt.

Stress und psychische Belastung, Leistungs- und Termindruck sowie mangelnde Achtsamkeit, z. B. bei langem Arbeiten in ungünstigen Körperhaltungen, aber auch eine schlechte Work-Life-Balance erhöhen die Wahrscheinlichkeit von Rückenschmerzen. Die meisten Rückenschmerzen sind zum Glück von kurzer Dauer. Nur etwa 15 Prozent der Patienten entwickeln chronische Rückenschmerzen.

Angesichts der Häufigkeit von Rückenschmerzen und angesichts des Verhältnisses von spezifischen zu nichtspezifischen Rückenschmerzen (mindestens 1 : 4) ist nicht hinter jedem Rückenschmerz eine mehr oder weniger schwere Krankheit zu vermuten. Nur bei atypischen, anhaltenden oder zunehmenden Schmerzen oder bei bestimmten Risikokonstellationen sollte man sie für ein Krankheitszeichen halten, das u. a. verweisen kann auf:

+ Krankheiten der Wirbelsäule
  (z. B. Bechterew'sche Erkrankung)
+ Krankheiten an inneren Organen
  (z. B. Nierenbeckenentzündung)
+ spezifische krankhafte Prozesse
  (z. B. Wirbelkörperzusammenbruch bei Osteoporose oder nach Unfall, Entzündung, bösartigem Tumor)
+ bestimmte Entstehungsorte
  (z. B. Muskulatur, Bandscheibe, Nervenwurzel)

Die Krankenkassen bieten seit Jahren diverse Rückenschmerzprogramme an, die jedoch meist ins Leere laufen, da Aspekte wie Stressverarbeitung und Psyche sowie mangelnde Achtsamkeit bisher zu wenig berücksichtigt werden. In den meisten Fällen werden lediglich Symptome therapiert, aber nicht die Ursachen.

Rückengesundheit ist aber nicht käuflich, und es ist auch nicht zielführend, die Verantwortung an einen Bürostuhl abzugeben. Der Slogan »Sitzen ist das neue Rauchen« mahnt schon an, dass körperliche Aktivität das A und O ist. In den Alltag sollte möglichst viel Bewegung integriert sein: Gehen, Radfahren, Treppe statt Fahrstuhl. Kleine Übungen z. B. aus dem Yoga oder Feldenkrais können einen langen Bürotag durch Bewegung auflockern und zu langes, schädliches Verharren in einer bestimmten Position sinnvoll und effektiv unterbrechen.

Ziel jeder Therapie von Rückenschmerzen ist es, dafür zu sorgen, dass der Schmerz nicht chronisch wird. Eine frühzeitige Behandlung ist also sehr sinnvoll. Dabei spielen auch psychische (z. B. eingeschränkte Problemlösekompetenz, geringe Resilienz/Stresswiderstandsfähigkeit, reduzierte Selbstwirksamkeitserwartung) und soziale Faktoren (z. B. mangelnde soziale Unterstützung, schlechter Versorgungsstatus, Probleme am Arbeitsplatz) eine entscheidende Rolle.

Die Diagnostik

Die medizinische Diagnostik dient dem Aufdecken der Ursachen von Rückenschmerzen, der Bestimmung ihrer Schwere sowie (bei akuten Fällen) dem Auffinden von Faktoren, die eine Chronifizierung begünstigen können. Am Anfang steht immer eine gründliche Anamnese. Sie erfasst verschiedene Schmerzcharakteristika:

+ Lokalisation
+ Ausstrahlung (Seite, bis oberhalb bzw. unterhalb des Knies)
+ Dauer der aktuellen Episode
+ frühere Episoden, bisheriger Verlauf
+ Auslöser, erleichternde bzw. verschlimmernde Faktoren
+ bisherige Behandlungen, Erfolge, Nebenwirkungen
+ (tages)zeitlicher Verlauf
+ erste Einschätzung psychosozialer Risikofaktoren
+ Stärke der Schmerzen und Beeinträchtigung bei täglichen Verrichtungen
+ Vorstellungen und Einstellungen zum Rückenschmerz, Schmerzverhalten
+ Begleitbeschwerden und -krankheiten

Zur Abklärung kann ein standardisierter Schmerzfragebogen wie der der Deutschen Gesellschaft zum Studium des Schmerzes eingesetzt werden. Bei der Diagnostik und Therapieplanung kann bei Rückenschmerzen weiterhin ein sogenanntes Flaggenmodell hilfreich sein. Als rote Flaggen werden Begleitsymptome und Vorerkrankungen bezeichnet, die auf eine spezifische Ursache mit dringlichem Behandlungsbedarf hinweisen. Diese Warnhinweise ermöglichen **in ihrer Gesamtheit** eine Einschätzung des Risikos. Gelbe Flaggen lenken die Aufmerksamkeit auf psychosoziale Risikofaktoren, die den Übergang von akuten zu chronischen Verläufen wahrscheinlicher machen. Zu den psychosozialen Risikofaktoren zählen beispielsweise Konflikte am Arbeitsplatz, unbefriedigende Arbeit oder die Neigung zu Depressionen. In jüngerer Zeit sind folgende, bisher weniger beachtete Risikofaktoren entdeckt worden: die aktuellen Vorstellungen der Patientinnen und Patienten von der Ursache, vom Verlauf und von der Behandlung ihrer Schmerzen (»back beliefs«, »Rückenschmerzmythen«) und das Bestehen weiterer Schmerzen sowie körperlicher oder seelischer Beschwerden.

Chronische Rückenschmerzen sind fast immer mehr als »Schmerzen im Rücken«. Risiken entstehen aber nicht nur aus der Persönlichkeit der Betroffenen, in vielen Fällen sind Einflüsse des Berufs und der Arbeit entscheidenderer. Dies betrifft nicht nur mechanische Einflüsse (z. B. einseitige Haltungen), sondern auch psychosoziale (z. B. geringe Anerkennung trotz hohen Einsatzes).

Schließlich kommt auch das medizinische System als Chronifizierungsfaktor infrage. Hier ist zum einen die Überdiagnostik anzuführen, verbunden mit der verbreiteten Vorstellung, dass hinter den Schmerzen eine körperliche Krankheit stecken muss, die nur noch nicht gefunden wurde. Als weitere Risiken können die Überbewertung von Röntgen-/MRT-Befunden, unnötig lange Krankschreibungen, der Einsatz ungeprüfter invasiver Verfahren und die Betonung passiver Behandlungsverfahren (wie Bettruhe, Packungen, Massagen) genannt werden.

Im Fall von spezifischen Rückenschmerzen findet nach einer körperlichen Untersuchung und Laboruntersuchungen (z. B. Blutbild, Urinstatus, Erbmerkmale wie das sog. HLA B27) meist eine radiologische Untersuchung (einfache Röntgenaufnahmen, Computertomografie/CT, Magnetresonanztomografie/MRT) statt. Bleibt es – vorerst und auf Widerruf – bei der diagnostischen Einordnung »nichtspezifische Rückenschmerzen«, tritt die Suche nach einer »verborgenen Krankheit« zurück. Die Rückenschmerzen werden als vorübergehende Beschwerden oder bei chronischen Rückenschmerzen als eigenständiges, meist komplexes Krankheitsbild wahrgenommen. Dieses ist genauer zu beschreiben: Zu erfassen sind vorrangig der Schweregrad der Rückenschmerzen, ihr bisheriger Verlauf und ihre Entwicklung. Diese Informationen erlauben auch eine Abschätzung zum weiteren Verlauf (Prognose) und zum Behandlungsbedarf.

Um den Schweregrad von akuten Rückenschmerzen zu erfassen, wird zum einen das Ausmaß der aktuellen Stärke des Schmerzes erfragt, z. B. auf einer numerischen Skala von 0 = kein Schmerz bis 10 = stärkster vorstellbarer (unerträglicher) Schmerz. Zum anderen wird die Behinderung bei Aktivitäten des täglichen Lebens (z. B. durch einen Funktionsfragebogen) ermittelt.

Der Schweregrad bei chronischen Rückenschmerzen wird über eine Graduierung abgeschätzt. Auch hierbei wird nach dem Ausmaß der Schmerzintensität und der Behinderung bei Aktivitäten des täglichen Lebens gefragt. Es ergibt sich folgende Abstufung:

- + **Grad 0:** keine Schmerzen (in den vergangenen sechs Monaten)
- + **Grad I:** Schmerzen mit niedriger schmerzbedingter Funktions-
  einschränkung und niedriger Intensität
- + **Grad II:** Schmerzen mit niedriger schmerzbedingter Funktions-
  einschränkung und höherer Intensität
- + **Grad III:** mittlere schmerzbedingte Funktionseinschränkung
- + **Grad IV:** hohe schmerzbedingte Funktionseinschränkung

Die Therapie

Für den gesamten Versorgungsprozess sollte ein Arzt die »Lotsenfunktion« übernehmen. Dieser Arzt des Vertrauens sollte erste Anlaufstelle für die Erkrankten sein und sämtliche Behandlungsschritte koordinieren. Ein integrativer Ansatz aus konventioneller Diagnostik und Therapie sowie naturheilkundlicher Herangehensweise unter Einschluss sinnvoller Selbsthilfestrategien bringt die besten Ergebnisse für den Patienten. Sogenanntes »Ärztehopping« ist oft schädlich in Bezug auf den Genesungsprozess und verstärkt erfahrungsgemäß die Gefahr, dass der Schmerz chronisch wird.

GRUNDSÄTZLICH GELTEN FÜR DIE THERAPIE NICHT-SPEZIFISCHER RÜCKENSCHMERZEN:

- + Aktivierung der Patienten: *Körperliche Bewegung* verursacht keine Schäden, sondern fördert eine Linderung der Beschwerden.
- + empfohlene *medikamentöse und nichtmedikamentöse Therapie* zur Unterstützung aktivierender Maßnahmen
- + Vermittlung von Kompetenzen zu *gesundheitsbewusstem Verhalten* sowie dem biopsychosozialen Krankheitsmodell von Rückenschmerzen
- + frühzeitige Entwicklung *multi- und interdisziplinärer* Behandlungspläne

Die fünf Säulen der naturheilkundlichen Schmerztherapie decken alle krankheits- und genesungsrelevanten Felder in nahezu idealer Weise ab. Die Grundlage bilden die Ordnungstherapie und die Mind-Body-Medizin. Ein Zitat Sebastian Kneipps bringt es auf den Punkt: »Oft konnte ich den kranken Menschen erst helfen, als ich Ordnung in ihre Seele brachte.« Seit Kneipps Zeit hat sich die Ordnungstherapie konsequent weiterentwickelt, und sie vermittelt dem Patienten heute strukturierte Selbsthilfestrategien in den Bereichen Ernährung, Bewegung, Stressreduktion und Entspannung. Wichtig sind dabei der Transfer in den Alltag und die dauerhafte Veränderung des Lebensstils. Herbert Benson (Harvard Medical School) und Jon Kabat-Zinn (University of Massachusetts) waren die Ersten weltweit, die solche Konzepte in die Therapie chronischer Schmerzen einbrachten. 1982 konnten Hoffmann u. a. zeigen, dass die regelmäßige Anwendung von Entspannungsverfahren zu einer physiologischen Reaktion führt, die im Anschluss bzw. als Gegenspieler der Stressreaktion auftritt.

Stress und Rückenschmerz

Der Wortursprung des Begriffs Stress leitet sich vom Lateinischen ab und bedeutet übersetzt »Anspannung«. Der Begriff kommt nicht nur in der Psychologie zum Einsatz, sondern wird in verschiedenen Bereichen und Wissenschaften genutzt, wobei sich die Bedeutungen je nach Fachrichtung teilweise stark unterscheiden. Im allgemeinen Sprachgebrauch wird der Begriff meist als Synonym für eine hohe körperliche und psychische Belastung verwendet.

Bis heute gibt es keine festgelegte Definition. Geprägt wurde der Begriff durch den Biochemiker und Mediziner Hans Selye. Die recht allgemeine Stress-Definition von Selye bezeichnet Stress als »*unspezifische Antwort des Körpers auf eine Anforderung*«.

Seyle versteht unter dem Begriff also die körperliche Reaktion auf Belastungen. Obwohl Stress ursprünglich in eine **positive und eine negative Form** (Eustress und Distress) unterteilt wurde, ist im allgemeinen Sprachgebrauch die negative Form gemeint, bei der sich Betroffene unter Druck gesetzt fühlen. Die Stressreaktion beim Menschen wird daher definiert als ein Zustand, der entsteht, wenn ein Mensch befürchtet, dass er durch seine ihm zur Verfügung stehenden Ressourcen nicht in der Lage ist, einer unangenehmen Situation oder Bedrohung aus dem Weg zu gehen oder sie bewältigen zu können (**kämpfen oder fliehen – fight or flight**). Dabei sind sowohl die Reaktion als auch der Auslöser individuell sehr unterschiedlich. In einer chronischen Stresssituation kann sich das System nicht mehr ausreichend erholen, was über kurz oder lang zu körperlichen und psychischen Belastungen führen kann.

Ziel der Mind-Body-Medizin ist es, die Stressresistenz von kranken und krankheitsgefährdeten Menschen zu stärken. Es werden Techniken geübt und Fähigkeiten geschult, welche die Betroffenen in die Lage versetzen sollen, die Kontrolle über das eigene Leben zurückzuerlangen, denn von innen kann ein Hamsterrad ja bekanntlich auch wie eine Karriereleiter aussehen.

Basis für eine Veränderung ist das tägliche Auslösen einer Entspannungsreaktion durch strukturierte Meditations- oder Entspannungsverfahren. Mögliche Arten von Entspannungsverfahren sind hierbei progressive Muskelentspannung, autogenes Training, Fantasiereisen. Aber auch Gebete aus unterschiedlichen Kulturen, Meditation und Mantras lösen die Entspannungsreaktion aus. An der Körperwahrnehmung orientierte Verfahren wie Yoga, Qigong, Tai-Chi und Feldenkrais haben ebenfalls entspannende Wirkung.

Welches Verfahren letztendlich zur Anwendung kommt, bleibt dem Patienten selbst überlassen. Manchmal muss dieser einige der genannten Verfahren ausprobieren, bis er das für ihn Geeignete findet, und es dann auch regelmäßig, in der Anfangsphase möglichst täglich, wie das Zähneputzen durchführt. Aktuelle wissenschaftliche Studien belegen die positive Wirkung von Meditation und Entspannungsverfahren auf Stress, Stimmung und Wohlbefinden. Der Schulungs- und Übungszeitraum ist dabei mit acht bis vierzehn Wochen überschaubar und mit einmal wöchentlich zweieinhalb bis sechs Stunden gut in den Alltag integrierbar. Das tägliche Üben findet zu Hause mit einem täglichen Zeitaufwand von 20 bis 60 Minuten statt. Wichtig ist, dass das Üben nicht zu einer kultischen Hand-

lungsweise hochstilisiert wird, sondern eingebettet bleibt in ein klar ge-
gliedertes Schulungsprogramm. Oder anders gesagt: Machen Sie keinen
Religionsersatz daraus!

Das bekannteste Konzept in Bezug auf Schmerzerkrankungen ist die
Mindfulness-Based Stress Reduction (MBSR). Speziell MBSR nach Jon
Kabat-Zinn nutzt traditionelle asiatische Meditations- und Entspan-
nungstechniken, ohne deren spezifische religiöse, kulturelle oder ideolo-
gische Inhalte zu übernehmen. Diese Praktiken dienen der Selbstregula-
tion des Patienten, was zu einer Modifikation der Schmerzwahrnehmung
führen kann. Die wesentlichste Strategie hierbei ist das Achtsamkeits-
prinzip. Achtsamkeit umschreibt das Kultivieren eines Bewusstseinszu-
standes, der als nicht wertend und nicht elaborierend charakterisiert ist.
Eine neue, neugierige Offenheit und Akzeptanz für den Augenblick im
Alltag entsteht. Alte Gewohnheiten können somit hinterfragt und gege-
benenfalls verändert werden. Dies ist eine unabdingbare Voraussetzung
für eine bewusste Lebensstilveränderung.

Während das Konzept der Mind-Body-Medizin eher kognitiv orientiert ist, fokussiert die MBSR eher auf den Körper und seine »Spürfähig-
keit« sowie auf den achtsamen Umgang mit sich und der Umwelt.

Machen Sie sich an die Arbeit, bauen Sie sich achtsam Ihren eigenen
»Tempel der Gesundheit« auf dem soliden Sockel der Ordnungstherapie/
Mind-Body-Medizin.

Bestandsaufnahme

So fühle ich mich:

....

....

....

....

....

....

....

....

....

Das möchte ich für mich ändern:

....

....

Mein persönliches Ziel

Das möchte ich erreichen:

....

....

....

....

....

....

....

....

....

Wer könnte mir helfen?

....

....

Bestandsaufnahme-Kuchen

So sind meine Aktivitäten verteilt:

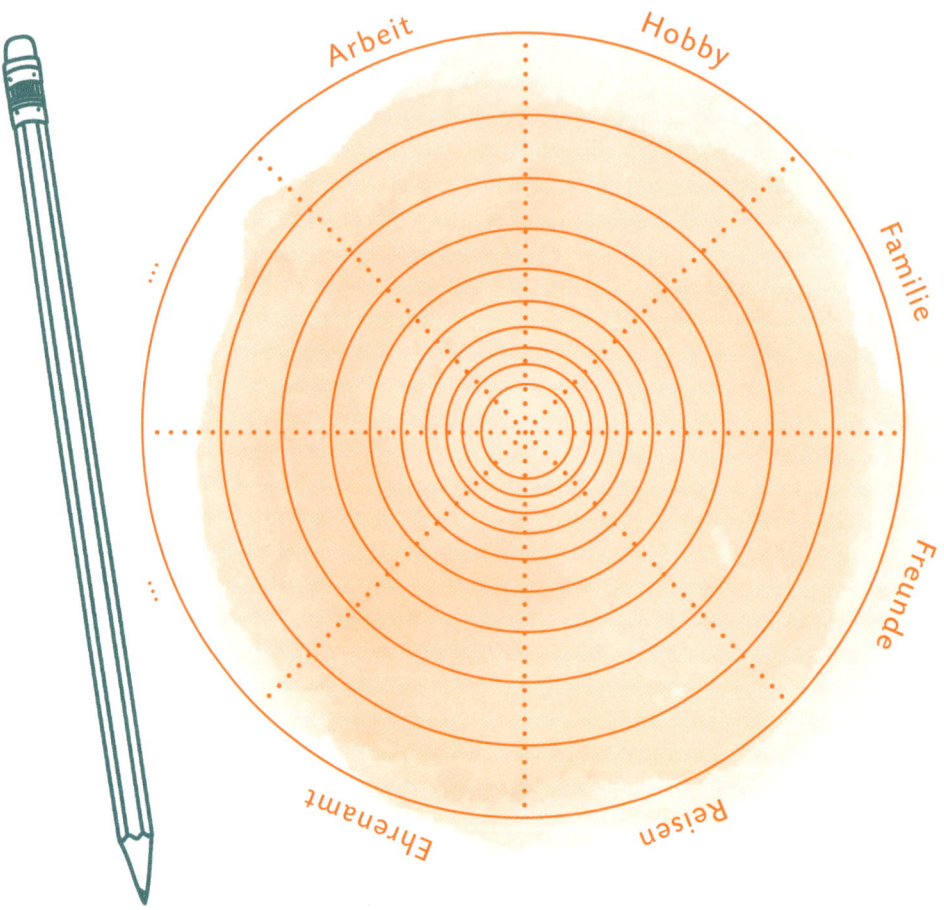

Arbeit · Hobby · Familie · Freunde · Reisen · Ehrenamt

Schraffieren Sie das jeweilige Dreieck aus. Entscheiden Sie sich spontan, wie viel Zeit die jeweilige Aktivität in Ihrem Leben einnimmt.

Wunschzustand-Kuchen

So wünsche ich es mir:

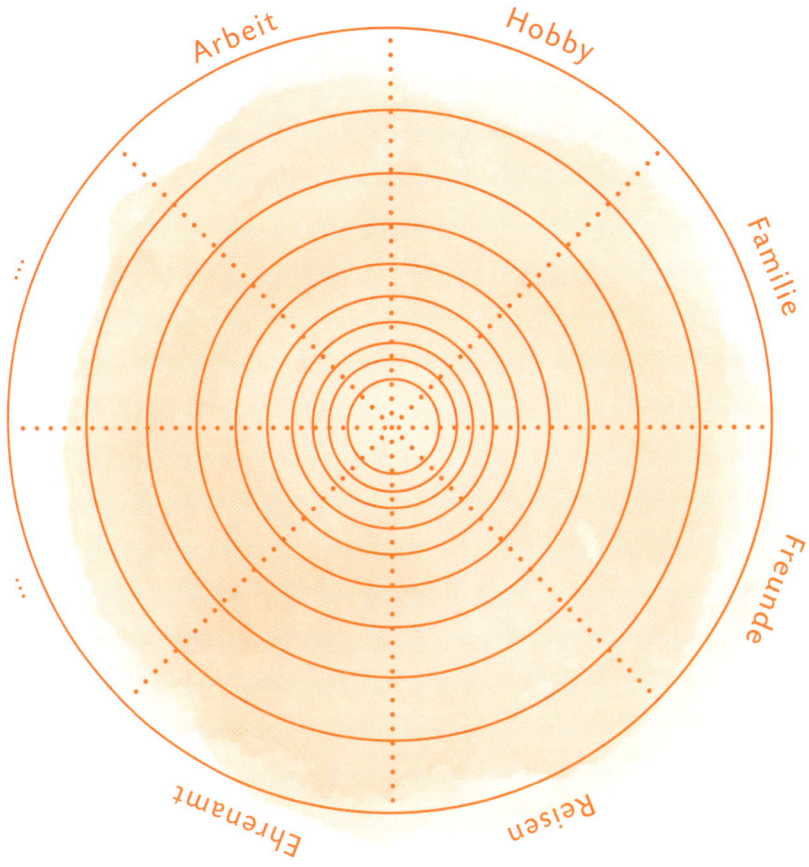

Schraffieren Sie wieder die jeweiligen Dreiecke und visualisieren Sie Ihren Wunschzustand.

Das hat mir gutgetan:

....

....

....

....

....

....

....

....

Zusammenfassung

Diese Einführung hat gezeigt: Nicht hinter jedem Rückenschmerz muss eine Krankheit stecken. Ein riesiger Diagnoseaufwand, der letztlich zu nichts führt, kann Sie eher belasten, als dass er Ihnen hilft. Klar ist aber auch: Rückenschmerz hat viel mit Ihrem Leben zu tun. Auf die Dauer wird es Ihnen also ganzheitlich helfen können, wenn Sie sich auf einen achtsamen Umgang mit Ihrem Körper einlassen. Das betrifft das Miteinander von Anspannung und Entspannung, ausreichend Bewegung und eine gute Ernährung. All das werden wir Ihnen in den nächsten Kapiteln vorstellen – verbunden mit Selbsthilfestrategien à la Kneipp und pflanzlichen Heilmitteln.

Säule 1

LEBENSSTIL

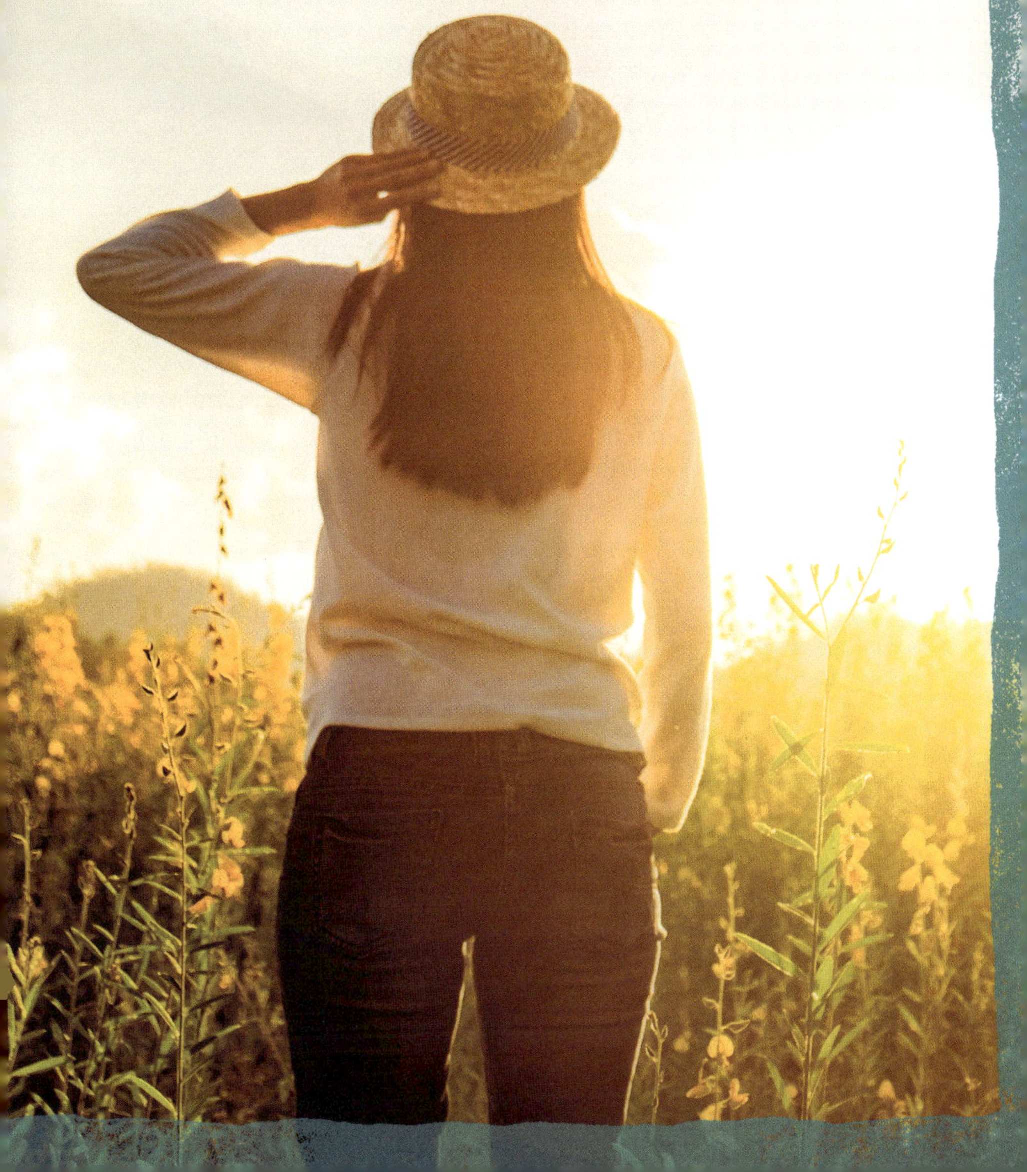

Alltagsstress und Rückenschmerz

Was haben Rückenschmerzen mit meinem Lebensstil zu tun? Wahrscheinlich sehr viel, denn neben anderen Faktoren spielen innere Anspannung und Stress eine nicht unerhebliche Rolle bei der Wahrnehmung von Rückenschmerzen. Studien haben es gezeigt, und auch der Volksmund weiß darum: »Mir sitzt da was im Nacken …«, »Sie stärkt ihm den Rücken«, »Ihr wurde das Rückgrat gebrochen«, »Er hat ein schweres Kreuz zu tragen«.

Große psychische Anspannung zeigt sich immer auch in Form physischer Anspannung. Der Muskeltonus, also die Spannung in (Teilen) der Muskulatur erhöht sich und neigt besonders bei länger anhaltendem Stress dazu, sich zu verkrampfen. Manche Muskelpartien sind besonders empfänglich dafür. Hier kann man fast von typischen »Stressmuskeln« sprechen. So sind bei vielen die Schulter- und Nackenmuskulatur oder die Kiefermuskulatur (nächtliches Zähneknirschen) besonders betroffen. Aber auch die anderen Skelettmuskeln reagieren bei Stress mit Anspannung, und das kann sich – insbesondere bei Vorschädigungen von Gewebe, gerade im Bereich des Rückens – sehr unangenehm in Form von (vermehrtem) Schmerz zeigen.

Warum kommt es bei Stress zu einer erhöhten Muskelspannung?

Stress empfindet ein Mensch dann, wenn er sich irgendeiner Form von Bedrohung ausgesetzt sieht. Das ist ein uraltes Programm unserer Gene und hat uns das Überleben gesichert. Nur dass unsere Vorfahren meist eine Gefahr in Gestalt z. B. eines wilden Tieres wahrnahmen und nicht, wie heutzutage, in Form eines Verkehrsstaus, einer auf die letzte Sekunde erteilten Sonderaufgabe oder eines Streits mit Angehörigen etc. Trotzdem reagiert unser Körper noch genauso wie der des Urmenschen mit einer Kampf- oder Fluchtreaktion (Fight or Flight).

Die Botenstoffe, die vom Gehirn bei Stress ausgesendet werden, sorgen dafür, dass – neben vielen anderen körperlichen Vorgängen – eine deutliche Mobilisierung der Skelettmuskulatur erfolgt, sodass wir bereit zu Kampf oder Flucht sind. Nur rennt und kämpft der moderne Mensch in den seltensten Fällen tatsächlich, um einer potenziellen Gefahr zu entgehen. So bleibt die Energie ungenutzt und baut sich nicht über muskuläre Aktivität ab. Die erhöhte Muskelspannung aber übt Druck oder Zug auf Gelenke und Sehnen aus, und es kommt – und das ist besonders problematisch – u. a. zu vermehrtem Druck auf die Bandscheiben zwischen den Wirbelkörpern des Rückens. Dies führt dann schnell zu einer Reizung von Nervengewebe, was der Betroffene in Form von sehr unangenehmen Schmerzen erleben kann. Manchmal entsteht ein Teufelskreis: Der starke Schmerz verursacht nämlich wiederum eine Erhöhung des Muskeltonus, um das betroffene Gebiet zu stabilisieren, was den Druck auf die Bandscheiben weiter verstärkt und damit wieder den Schmerz … usw. Um diesen Teufelskreis zu durchbrechen, bedarf es der Entspannung.

Da die Muskelspannung sich wieder normalisiert, sobald das Stresserleben endet, ist dieses Phänomen, wenn es kurzzeitig auftritt, nicht weiter problematisch. Überhaupt ist unser Körper sehr gut in der Lage, mit Stress fertigzuwerden, solange der Organismus danach die Chance hat, sich davon zu erholen, also wirklich zu **ent-spannen.** Was aber, wenn diese Erholung nicht erfolgt und der Stress zum Dauerzustand wird?

Auswirkungen von chronischem Stress

Ständige Überforderung am Arbeitsplatz, Beziehungsstress mit dem Partner, den Kindern, den (Schwieger-)Eltern, den Nachbarn, immer Zeitdruck… Wer kennt das nicht? Wenn Stress zum Dauerzustand wird, weil ständige Zeitnot herrscht oder vielleicht viele Probleme zusammenkommen, die auf absehbare Zeit nicht gelöst werden können, oder, oder, oder… dann befindet sich der Körper quasi in einer Dauerstressreaktion. Darauf ist unser Organismus jedoch nicht ausgerichtet, und er wird anfälliger für Störungen und Erkrankungen. Insbesondere das Herz-Kreislauf-System zeigt häufig Symptome, aber eben auch das Muskel-Skelett-System. Hier macht sich der Stress gern in Form von Rückenschmerzen, insbesondere im Hals-, Nacken-, aber auch im Lendenwirbelsäulenbereich bemerkbar. Nicht selten sind die Schultern dauerhaft hochgezogen. (Das war bei unseren Vorfahren in einer akuten Gefahrensituation durchaus sinnvoll, weil man dadurch den Hals besser vor Verletzungen schützen konnte.) Der ganze Rücken ist verspannt. Die durch den Stress erzeugte dauerhafte Erhöhung des Muskeltonus führt zu anhaltenden Muskelverhärtungen. Die Muskulatur neigt dazu, sich zu verkürzen. Die Geschmeidigkeit nimmt ab, die Muskelfaszien (Gewebe, das die Muskeln umhüllt) verlieren ihre Elastizität, und der Druck auf alle Strukturen des Halteapparates nimmt durch all das weiter zu – und damit natürlich auch die Schmerzen.

Wie kann ich mir helfen?

Zunächst empfiehlt es sich, eine ehrliche Bestandsaufnahme der gegenwärtigen Lebenssituation zu machen: Unter wie viel Stress stehe ich? Was bereitet mir Stress? Gibt es etwas, was ich an meiner Lebenssituation ändern kann, um meinen Stresspegel abzusenken? Kann ich Aufgaben delegieren, die Arbeitszeit reduzieren oder sonst irgendwie kürzertreten? Vielleicht können Sie sich tatsächlich durch Veränderungen Entlastung verschaffen. Vielleicht aber haben Sie sich diese Fragen schon längst gestellt, haben manches verändert und sind nun zu dem Schluss gekommen, dass sich nichts mehr ändern lässt. Wenn das so ist, laden wir Sie trotzdem noch mal dazu ein, sich mit der Frage zu beschäftigen: Womit setze ich mich selber unter Stress?

Wir alle leben nach unseren Glaubenssätzen, wie etwas zu sein hat. Wann bin ich eine gute Mutter, ein guter Vater, Sohn, Tochter, Freund, Ehemann, Ehefrau, Arbeitnehmer …? Jeder hat so seine Überzeugungen. Aber bin ich wirklich nur dann eine gute Mutter und Ehefrau, wenn ich an Weihnachten ein deliziöses Vier-Gänge-Menü kredenze und die Weihnachtsdekoration farblich zu Servietten und Tischdecke und dem makellos aufgetragenen Make-up passt? Wenn ich so denke, dann ist Stress vorprogrammiert. Nur ist den wenigsten Menschen klar, dass ihre eigenen Überzeugungen, Ansprüche und Erwartungen häufig die Quellen großen Stresserlebens sind. Überdenken Sie Ihre Glaubenssätze!

Und was noch? – Na klar: Entspannung!

Unser Organismus braucht Pausen, Erholung vom Stress. Aber idealerweise nicht nur auf der körperlichen, sondern auch auf der gedanklichen, emotionalen und der Verhaltensebene. Alle diese Ebenen stehen in Wechselwirkung zueinander, und am günstigsten ist es, wenn Entspannung auf allen diesen Ebenen gleichzeitig erfahren wird. Dies gelingt am besten durch die Anwendung von Entspannungsverfahren. Optimal ist es, wenn zuvor Sport gemacht wurde. Denn dadurch werden die Stresshormone Adrenalin und Cortisol abgebaut, und die Muskulatur kann sich nach einer Aktivität umso besser entspannen.

Bewährt hat sich bei Menschen, die sehr aktiv sind und nur schwer körperlich zur Ruhe kommen, die progressive Muskelentspannung nach Jacobson (PME). Hier darf der Mensch sich körperlich betätigen, denn es wird das Phänomen ausgenutzt, dass ein Muskel, der aktiv angespannt wird, sich danach umso besser entspannen kann. Sollten Sie dieses Verfahren noch nicht kennen, so haben Sie die Möglichkeit, auf den Homepages vieler Krankenkassen die Anleitung zu diesem oder auch den anderen gängigen Entspannungsverfahren kostenlos herunterzuladen. Oder Sie melden sich zu einem Entspannungskurs beispielsweise an der Volkshochschule an. Angebote gibt es überall.

Neben der progressiven Muskelentspannung gibt es noch viele weitere bewährte Entspannungsverfahren, so z. B. das autogene Training oder Fantasiereisen. Manche Menschen finden aber auch einen guten Zugang zum Bodyscan (achtsame Körperreise) oder zur Meditation. Zu empfehlen ist es, möglichst viele Verfahren, durchaus mehrfach, auszuprobieren, um dann für sich herauszufinden, was einem persönlich liegt. Es braucht eigentlich nur den festen Entschluss, das Thema anzugehen und aktiv zu werden. Es kann sich sehr lohnen!

Kleine Entspannung im Alltag

Das Erlernen und regelmäßige Praktizieren von Entspannungsverfahren ist sinnvoll und hilfreich, aber darüber hinaus gibt es auch viele Möglichkeiten, kleine Entspannungseinheiten in den Alltag einzubauen. Ein Beispiel ist die »Minute der Achtsamkeit«. Nehmen Sie sich mehrmals am Tag die Zeit, innezuhalten, die Wahrnehmung nach innen zu richten, in sich hineinzuspüren. Beispielsweise morgens, bevor Sie Ihr Tagewerk beginnen, dann alle 2 Stunden im Büro, vor oder nach einer Mahlzeit … Überlegen Sie selbst, wann es für Sie am effektivsten wäre. Seien Sie jeweils nur 1 Minute ganz bei sich und nehmen Sie Ihren Körper wahr, vielleicht besonders die Atmung. Diese Minipause hilft schon, nicht in den »Hamsterradmodus« zu verfallen. Vielleicht bemerken Sie dabei auch Ihre muskuläre Anspannung (Stichwort »Stressmuskeln«) und können diese loslassen. Überhaupt hilft sie dabei, vorhandene Bedürfnisse wahrzunehmen, und beugt so vor, dass man nicht über seine Grenzen geht.

Weitere kleine Tipps: Wenn Sie merken, dass Sie in Hektik verfallen, bewusst langsamer werden. Statt über den Flur zu rennen, in ruhigem Tempo gehen. Wenn das Telefon klingelt, es erst 3-mal läuten lassen, bevor Sie sich melden. Immer wieder tief durchatmen und auch Sätze wie »In der Ruhe liegt die Kraft!« oder »Eines nach dem anderen!« auf Zettel schreiben und gut sichtbar an Ihrem Arbeitsplatz oder am Badezimmerspiegel aufkleben.
Und denken Sie daran, immer wieder tief in den Bauch zu atmen. Dieses bewusste Atmen entspannt außerordentlich. Vielleicht verbinden Sie es mit einer häufigen Aktivität – immer wenn Sie durch eine Tür gehen etc.

Gehen Sie gut mit sich um!

Bei alldem ist es überaus wichtig, dass Sie freundlich mit sich selbst umgehen! Das bedeutet: Gehen Sie so mit sich um, wie Sie dem liebsten Menschen, den Sie kennen, empfehlen würden, es in Ihrer Situation zu tun. Nehmen Sie sich selbst wichtig. Gönnen Sie sich Freiräume, für Entspannung, aber auch für all jene Tätigkeiten, bei denen Ihnen das Herz aufgeht. Hilfreich ist auch, sich 1-mal wöchentlich einen Termin für mindestens eine halbe Stunde in den Kalender als wichtig einzutragen, als freie Zeit für sich. Ohne, dass Sie vorher schon festlegen, was Sie tun werden. Und machen Sie sich bewusst, was und wer Ihnen wirklich guttut, und nehmen Sie sich dafür Zeit. Damit füllen Sie Ihre Kraftreserven auf!

Notieren Sie hier, wer oder was Ihnen dazu einfällt:

Checkliste »Stress«

Was bringt mich in Stress?

(z. B. Zeitnot, berufliche Anforderungen, Arbeitskollegen/Arbeits-
bedingungen, Beziehungsstreitigkeiten, Lärm, Nachbarn, Reizüberflu-
tung, Kinder, Eltern/Schwiegereltern)

Womit setze ich mich selbst unter Stress?

(z. B. Perfektionismus, hoher innerer Anspruch an sich/an andere, sich zu
viele Aufgaben aufbürden/schlecht »Nein« sagen können, die Anforderungen anderer erfüllen wollen ...)

Welche inneren Antreiber kenne ich?

Es gibt fünf typische innere Antreiber, nach denen Menschen agieren,
ohne sich dessen bewusst zu sein. Manch einer hat nur ein oder zwei davon, nicht wenige aber erkennen sogar alle bei sich wieder. »Sei perfekt,
sei stark, mach es allen recht, mach schnell, streng dich an!« Irgendwann
in der Kindheit/Jugend nimmt der Mensch einen solchen Antreiber als
Appell in sich auf. Da es aber unmöglich ist, »es allen recht zu machen«
oder »perfekt« zu sein, kann es lohnend sein, sich mit diesen Antreibern
auseinanderzusetzen und zu versuchen, freundlicher mit sich umzuge-
hen, indem man Abstriche macht. Bin ich nur dann ein guter Arbeitneh-
mer/eine gute Arbeitnehmerin, wenn ich alle Aufgaben perfekt erfülle
und mir nicht helfen lasse oder etwas delegiere ... eine gute Mutter, wenn
mein Kind gute Noten schreibt ... ein guter Sohn ... eine gute Nachbarin ...
ein guter Ehemann ...

Woran merke ich, dass ich in Stress gerate?

All das, was ich an mir bemerke (körperlich, gedanklich, auf der Gefühls- und auf der Verhaltensebene), sind Symptome, die mir gleichzeitig als Warnsignale dienen, also als Stresswarnsignale. Körperlich können sich neben Nackenverspannungen und Rückenschmerzen auch Kopf- oder Magenschmerzen zeigen, Schwindel, Herzrasen, Schlafstörungen, feuchte Hände und vieles andere mehr. Auf der gedanklichen Ebene zeigen sich möglicherweise Entscheidungsunfähigkeit, fehlender Humor, Vergesslichkeit, keine gedankliche Klarheit, fehlende Kreativität, Grübeln ... Im Verhalten zeigt sich Stress gern in übermäßigem Rauchen, erhöhtem Alkoholkonsum, unkontrolliertem Essverhalten. Der Betroffene tritt zuweilen herrisch oder überkritisch auf, ist nervös ... Auf der Gefühlsebene macht sich das Gefühl des »Unter-Druck-Stehens« bemerkbar: Gereiztheit, manchmal auch Langeweile, Wut, Hilflosigkeit, Angst ...

Meine Stresswarnsignale
Körper

....

Gedanken

....

Verhalten

....

Gefühle

....

Dos & Don'ts

Kein Stress mit der »Ent-stressung«

Setzen Sie sich nicht unter Druck, um den Stress in den Griff zu bekommen. Bleiben Sie freundlich mit sich. Das bedeutet, dass Sie zunächst in Ruhe überlegen sollten, welche Stressquellen Sie aus Ihrem Leben verbannen können. Danach geht es weiter mit den Fragen: Was lässt sich verändern? Welche Hilfen stehen mir zur Verfügung? Wer kann mir helfen? Schreiben Sie es sich auf und setzen Sie Ihre Ideen nach und nach um.

Machen Sie sich bewusst, durch was konkret Sie in Entspannung kommen wollen. Können Sie sich vorstellen, ein Entspannungsverfahren zu erlernen und regelmäßig anzuwenden? Welches? Wie genau und womit bringen Sie kleine Pausen und Ruheinseln in Ihren Alltag? Planen Sie so, dass Ihre Ideen in der Umsetzung wirklich Entspannung bringen und nicht etwa zusätzlichen Stress!

Das sind meine Antistressstrategien, die ich umsetzen will:

....

....

....

....

....

....

Vorher:

....

....

Nachher:

....

....

Mein Meilenstein

Was habe ich erreicht?

Es ist sinnvoll, vor einer Veränderung eine Bestandsaufnahme zu machen. Auf was reagiere ich in welcher Form bei Stress? Welche Stresswarnsignale stelle ich bei mir aktuell und in welcher Intensität fest? Was tritt in den Vordergrund? Was ist meine »Achillesferse«? Was habe ich mir vorgenommen zu tun?
Nach etwa sechs Wochen ist es sinnvoll, sich erneut zu beobachten. Was habe ich bisher geschafft umzusetzen? Gehe ich jetzt freundlicher mit mir um? Welche Effekte habe ich dabei bemerkt? Hat sich etwas in meinem Stresserleben verändert? Was genau ist jetzt anders? Sind die Stresswarnsignale weniger geworden oder treten nicht mehr so intensiv in Erscheinung? Welche Antistressstrategien möchte ich beibehalten?

Darauf will ich von jetzt an achten

Sehr wichtig ist es – und das gehört mit zum freundlichen Umgang mit dem eigenen Selbst –, dass Sie stets darauf achten, bei Zielsetzungen, die das eigene Verhalten betreffen, realistisch zu bleiben. Es ist wesentlich erfolgversprechender, sich 2 Termine in der Woche für die Anwendung eines Entspannungsverfahrens zu setzen, als sich vorzunehmen, täglich Entspannung zu praktizieren, obwohl der Terminkalender schon gut gefüllt und nicht absehbar ist, wann genau das nötige Zeitfenster dafür zur Verfügung steht. Sie allein können abschätzen, was für Sie umsetzbar ist und Sie nicht zusätzlich unter Druck setzt.

Machen Sie sich auch klar, wofür es gut und warum es wichtig ist, Entspannung zu praktizieren. Ob man etwas in die Tat umsetzt oder nicht, ist immer eine Frage der Wichtigkeit. Also sammeln Sie für sich immer wieder alle Argumente, die dafür sprechen, sich Entspannung zu gönnen. Auch solche Ideen, die vielleicht erst langfristig eine positive Wirkung zeigen, sollten nicht vergessen werden.

Warum ist es wichtig für mich, Entspannung zu praktizieren?

....

....

Eine weitere Überlegung besteht darin, sich bewusst zu werden, welche Faktoren Ihnen die Umsetzung Ihrer Entspannungspraxis schwer machen könnten. Seien Sie ehrlich mit sich und überlegen Sie dann brauchbare Gegenmaßnahmen.

Was kann mir die Entspannungspraxis schwer machen, und was kann ich dagegen unternehmen?

....

....

Noch ein paar Anregungen zur Stressbewältigung im Alltag

+ Lernen Sie, »Nein« zu sagen, wenn Sie dazu aufgefordert werden, etwas zu machen, was Sie wirklich nicht tun wollen.
+ Atmen Sie häufig tief durch, immer wieder, besonders beim Autofahren oder wenn Sie auf jemanden warten.
+ Sorgen Sie dafür, dass Sie jeden Tag etwas machen, was Sie wirklich gerne tun, nur für sich.
+ Gönnen Sie sich Zeit in der Natur.
+ Lernen Sie, Hilfe von anderen Menschen anzunehmen.
+ Sprechen Sie mit anderen über Ihre Probleme oder vertrauen Sie sie einem Tagebuch an.
+ Gönnen Sie sich ab und zu eine Massage.
+ Erledigen Sie unangenehme Angelegenheiten möglichst zeitnah, denn es kostet viel Kraft, solche Dinge vor sich herzuschieben.
+ Üben Sie sich nicht in »Multitasking«, sondern bleiben Sie mit Ihrer Aufmerksamkeit bei einer Sache.
+ Machen Sie aus einem »ich sollte« ein »ich will«. Oder lassen Sie's.
+ Lernen Sie, Aufgaben zu delegieren.
+ Gönnen Sie sich Genuss.
+ Seien Sie möglichst oft mit ungeteilter Aufmerksamkeit bei dem, was Sie gerade tun, beispielsweise beim Essen (Sehen, Riechen, Schmecken ...)

Vielleicht möchten Sie die Liste noch um etwas ergänzen, von dem Sie wissen, dass es Ihnen hilft?

....

....

Das hat mir gutgetan:

....

....

....

....

....

Zusammenfassung

Welche Entspannungsmethode Sie anwenden, ist nicht so wichtig. Entscheidend ist, dass Sie überhaupt beginnen, sich Auszeiten für Körper und Seele zu nehmen. Und zwar regelmäßig! Dann tun Sie Ihrem ganzen Körper etwas Gutes, aber gerade auch Ihrem geplagten Rücken. Warten Sie nicht auf den nächsten Arzttermin, sondern werden Sie selbst aktiv und holen Sie sich heraus aus der Hilflosigkeit.

Entscheidend ist die Balance. Und die ist etwas sehr Individuelles. Ist die Verteilung von Anspannung und Entspannung in Ihrem Leben für Sie stimmig? Kontakte nach außen und Zeit für sich, Beruf und Leistung, Gesundheit, Hobbys, Familie … Stimmt es für Sie? Natürlich geht es dabei auch um Werte und Prioritäten. Welche Rollen nehmen Sie freiwillig ein, wozu lassen Sie sich zwingen, wo gehen Sie ehrliche Kompromisse ein? Wenn Sie sich darüber Rechenschaft geben, sehen Sie schon klarer, was Ihre eigenen Prioritäten angeht. Und dann – legen Sie los! Bringen Sie Ihr Leben in eine gute, für Sie stimmige Ordnung.

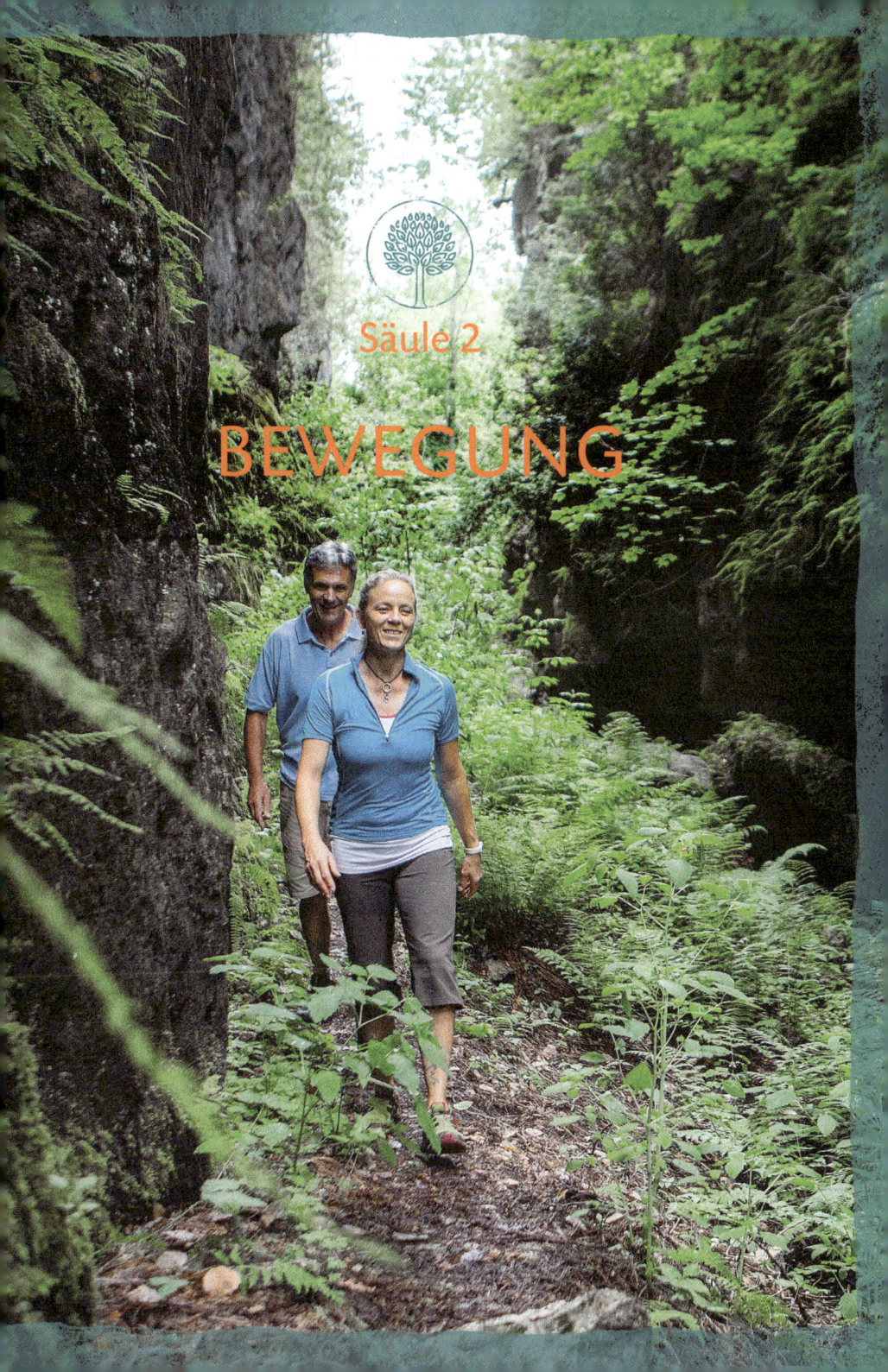

Säule 2

BEWEGUNG

Bewegung als Ressource – auch und gerade bei Rückenschmerzen

Es ist gemeinhin bekannt, dass ein Mindestmaß an (sportlicher) Bewegung für die Gesundheit von großer Bedeutung ist. Man braucht in der Evolution nur ein wenig zurückzuschauen, um sich klar vor Augen zu führen: Unsere Vorfahren kannten nichts anderes als Bewegung, den lieben langen Tag (von einigen wenigen elitären Ausnahmen abgesehen). Unser Organismus ist voll und ganz auf Bewegung ausgerichtet. Herz und Kreislauf, das Muskel-Skelett-System, der gesamte Stoffwechsel und auch die Psyche profitieren davon. Da ist es nicht verwunderlich, dass der in unseren Breitengraden mittlerweile weitverbreitete Bewegungsmangel – neben einseitigen Belastungen, Überlastungen oder ungünstigen Bewegungsformen – eine erhebliche Rolle bei der Entstehung von Rückenschmerzen spielt.

Grundsätzliche Empfehlungen

Bei Bewegung und sportlicher Betätigung können unterschiedliche Schwerpunkte im Vordergrund stehen. Neben der Schulung der Koordination, der Kräftigung der Muskulatur und der Verbesserung der Beweglichkeit wird auf das Training der Ausdauerleistung besonderes Augenmerk gelegt. Die Weltgesundheitsorganisation (WHO) empfiehlt (mindestens) 30 Minuten pro Tag moderate sportliche Betätigung. Das kann eine Walking-Runde, Fahrradfahren oder auch schon ein flotter Spaziergang sein (spazieren gehen wird als gesundheitsfördernde Bewegung häufig unterschätzt). Zur Orientierung, wann eine körperliche Betätigung als moderate Ausdauerbelastung gelten kann, dient eine einfache Faustformel bezogen auf die Herzfrequenz: Puls 180 minus Lebensalter ($\pm\,15$). Für 50-Jährige gilt also: $180 - 50 = 130$ ($\pm\,15$) als anzustrebender Puls. Menschen, die Medikamente nehmen, die den Herzschlag beeinflussen (z. B. Betablocker), können sich alternativ über die Beobachtung ihrer Atmung behelfen, die richtige Belastung zu finden. Man sollte nicht außer Puste kommen, sondern sich bei der Bewegung, die einen fordert, noch unterhalten können. Erfreulich, denn dadurch leichter umzusetzen, ist die Tatsache, dass die 30 Minuten auch in zwei oder drei Einheiten gesplittet werden können. Aber zehn Minuten am Stück sollten es schon mindestens sein. Grundsätzlich ist es darüber hinaus nicht nur einfach, sondern auch sehr effektvoll, den Alltag so bewegt wie möglich zu gestalten: Steigen Sie Treppen, statt den Aufzug zu benutzen, spielen Sie mit den Kindern oder dem Hund (am besten draußen), lassen Sie öfter mal das Auto stehen und erledigen Einkäufe zu Fuß oder mit dem Fahrrad. Oder parken Sie das Auto doch mal ein bisschen weiter weg.

Es darf und soll Freude machen

Es gibt ein weites Feld an Möglichkeiten, und wenn man sich erst mal auf die Suche macht, lässt sich eigentlich für jeden etwas finden, was auch Spaß macht. Und Freude an der Bewegung zu haben ist unbedingt wichtig! Was haben Sie vielleicht früher gerne gemacht, oder was könnte Sie interessieren, was möchten Sie neu entdecken? Tanzen, Aqua-Fitness, Schwimmen, Klettern, Fitnesskurse, aber auch sanftere Bewegungsformen wie Qigong, Tai-Chi, Yoga und Feldenkrais sind sehr zu empfehlen. Gerade die positive Wirkung von Yoga in Bezug auf Rückenschmerz ist mittlerweile durch eine Vielzahl an Studien untermauert. Probieren Sie Neues aus, besuchen Sie Schnupperangebote und lassen Sie ungewohnte Bewegungsformen auf sich wirken. Sie werden relativ schnell feststellen, was Ihnen liegt oder eben nicht. Sportvereine, Familienbildungsstätten, Volkshochschulen und private Anbieter halten eine große Palette an

Möglichkeiten bereit! Aber egal, was Sie probieren möchten, begeben Sie sich in erfahrene Hände. Eine qualifizierte Anleitung ist wichtig, und Sie sollten sich gut aufgehoben fühlen.

Wussten Sie übrigens, dass es sich in Bewegung auch besser denken lässt? Hier ein kleiner Selbstversuch dazu: Probieren Sie einmal, sich in die Habachthaltung eines Soldaten hineinzubegeben. »Stillgestanden, Blick geradeaus!« Und jetzt versuchen Sie, in dieser Haltung über ein Problem intensiver nachzudenken. Das fällt erstaunlich schwer, zumal sich nicht mal die Augen »rühren« dürfen, oder?

Körperwahrnehmung ist ein wesentlicher Aspekt

Gerade Menschen, die unter Rückenschmerzen leiden, sind gut beraten, ihre Körperwahrnehmung zu schulen. In welchem Umfang und welchem Ausmaß tut Bewegung gut? Es ist hilfreich, die Antennen dafür gut nach innen zu richten. Das ist vielleicht mühsam, aber immer noch die beste Selbsthilfestrategie im Umgang mit dem Rückenschmerz. Welche Bewegungen sind angenehm und leicht, welche fallen schwer und triggern womöglich die Schmerzen an? Was ist das richtige Maß? (Auf keinen Fall günstig ist es, in Passivität zu verfallen, so einladend das Verweilen in einer Schonhaltung auch sein mag. Langfristig wird sie sich rächen.) Was ist nicht zu viel und nicht zu wenig? Das kann sich nur jeder selbst beantworten, indem man sich spürt. Natürlich gibt es Empfehlungen, an denen man sich orientieren kann. Aber letztendlich ist es doch sehr individuell, wie sich das Umsetzen der Empfehlung beim Einzelnen anfühlt. Es macht Sinn, achtsam zu werden, immer wieder innezuhalten und bewusst wahrzunehmen: Wie halte ich mich, wie gehe, stehe, sitze ich? Ist es angenehm so oder nicht, und welche Alternativen stehen mir zur Verfügung? Auf jeden Fall wird es dadurch möglich, ein Zuviel an (wahrgenommener) Spannung loszulassen oder zu bemerken, dass ein paar Lockerungsübungen zwischendurch angezeigt sind, um dem Schmerz vorzubeugen oder entgegenzuwirken. Die Aufmerksamkeit immer wieder auf den Körper zu richten und kleine Bewegungseinheiten in den (Arbeits-)Alltag zu bringen hilft (präventiv) gegen Rückenschmerzen. Ideen dazu finden Sie im Praxisteil.

Bewegungsgewohnheiten

Jeder Mensch hat so seine Bewegungsgewohnheiten. Immer auf die gleiche Weise putzt man sich die Zähne, kämmt sich die Haare, trägt man Taschen, setzt sich hin und steht wieder auf. Vielleicht sind diese Gewohnheiten problemlos oder sogar vorteilhaft, vielleicht aber auch nicht. Hilfreich, um das herauszufinden, ist es, viele Alltagsbewegungen einmal anders als gewohnt auszuführen. Beispielsweise kann man versuchen, sich mit der linken Hand statt der rechten zu kämmen oder die Zähne zu putzen. Oder man probiert aus, welche Möglichkeiten des Sitzens einem zur Verfügung stehen. Je nach Stuhl macht es große Unterschiede, ob ich eher auf der Stuhlkante sitze oder auf der ganzen Sitzfläche und ob ich mich anlehne oder nicht. Grundsätzlich ist es günstig, wenn das Becken beim Sitzen möglichst viel Spielraum zur Bewegung hat, insbesondere nach vorne und nach hinten. Selbstverständlich sollte es sein – insbesondere bei Schreibtischarbeitsplätzen –, dass der Stuhl auf die richtige Höhe eingestellt ist und sich der PC auf Augenhöhe befindet. Das ist deshalb so wichtig, weil die Augenbewegungen nach oben und unten in direktem Zusammenhang mit der Nackenmuskulatur stehen.

Auch die Art und Weise, wie Sie Ihre Taschen tragen und Lasten heben, gilt es immer wieder mal zu überdenken. Muten Sie Ihrem Rücken so wenig wie möglich zu. Rufen Sie sich immer wieder in Erinnerung, dass Sie Gewichte mit möglichst geradem Rücken anheben und immer körpernah tragen. Meiden Sie einseitige Belastungen; gehen Sie Wege lieber zweimal mit geringen Gewichten, z. B. halb vollen Getränkekästen; setzen Sie sich hin, wenn Sie Ihr Kind auf den Arm nehmen wollen, und lassen Sie es am besten selbst auf den Schoß krabbeln. Lassen Sie sich auch ruhig einmal individuell bei einer Fachkraft (Arzt/Physiotherapeut) beraten und vielleicht auch ein eigens für Sie konzipiertes Übungsprogramm mit Kräftigungsübungen für Ihren Rücken erstellen.

Umgang mit dem inneren Schweinehund

Wohl jeder kennt ihn und weiß, wie schwer es ist, dieses Tier zu bezähmen. Wie kann das gelingen? Wenn Sie beabsichtigen, sich mehr und/oder regelmäßig sportlich zu betätigen, dann überlegen Sie sich zunächst, wie wichtig Ihnen Ihr Anliegen ist.

Stellen Sie sich eine Skala von 0 bis 10 vor (0 = gar nicht wichtig, 10 = absolut wichtig).

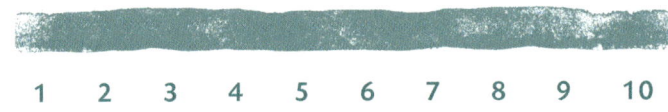

1   2   3   4   5   6   7   8   9   10

Jetzt schätzen Sie ehrlich für sich ein, wie wichtig Ihnen Ihr Vorhaben ist. Liegt bei Ihnen die Wichtigkeit auf der Skala bei 8, 9 oder 10, so ist dies zufriedenstellend. Liegt sie niedriger, sollten Sie sich ein Blatt Papier nehmen und sorgfältig alles aufschreiben, was Ihnen an positiven Aspekten zu Bewegung/Sport einfällt (Fitnessgefühl, Gewichtsreduktion, soziale Kontakte …). So lange, bis Sie bei 8, 9 oder 10 angekommen sind.

Dann stellen Sie sich eine weitere wichtige Frage: Wie zuversichtlich bin ich, dass ich mein Vorhaben auch umgesetzt bekomme? Wieder schätzen Sie sich auf einer Skala von 0 bis 10 ein.

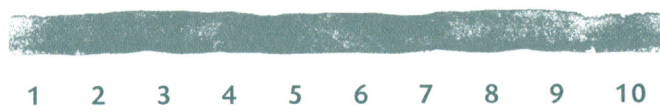

1   2   3   4   5   6   7   8   9   10

Wenn die Zuversicht auch hier hoch ist (8, 9 oder 10), dürfte Ihr innerer Schweinehund kein Problem darstellen. Ist die Zuversicht niedriger, finden Sie heraus, was Ihnen die Umsetzung Ihres Vorhabens schwer macht, und setzen Sie sich damit auseinander. Ist es z. B. Zeitnot, so prüfen Sie, womit sich Ihr Tag füllt, und stellen vielleicht die Zeit, die Sie täglich vor dem Fernseher oder mit Computer/Tablet/Smartphone zubringen, zur Disposition. Oder ist es möglicherweise die Anstrengung, sich nach einem langen Arbeitstag aufraffen zu müssen? Vielleicht wäre dann Sport am Morgen eine Möglichkeit, oder sich direkt von der Arbeit zur Sportstätte zu begeben? Hilfreich ist es auch, sich mit anderen zu regelmäßigen Terminen zu verabreden. (Übrigens: Teure Kurse zu buchen oder hohe Monatsbeiträge zu zahlen erhöht die Wahrscheinlichkeit, dass man hingeht!) Je ehrlicher Sie mit sich sind, desto schneller können Sie bestehende Hürden aus dem Weg räumen. Sind die Wichtigkeit und die Zuversicht Ihres Vorhabens hoch, trollt sich der Schweinehund von allein in seine Hundehütte.

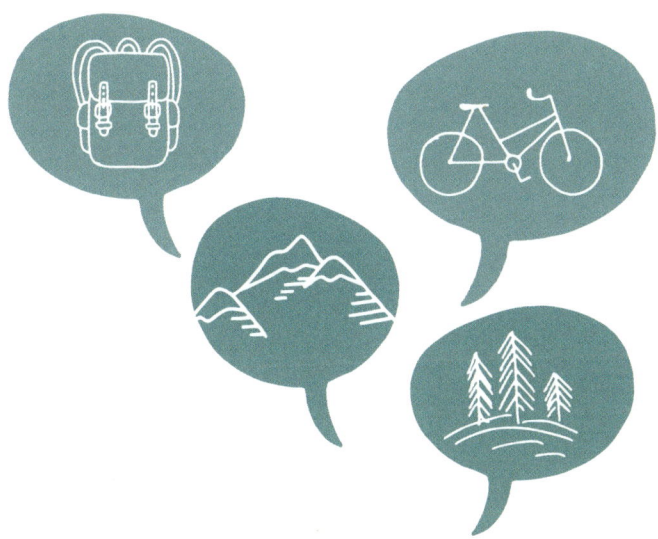

Kleine Selbsthilfe bei Schmerz im LWS-Bereich

Voraussetzung für diese Übung ist, dass eine ärztliche Abklärung der Rückenschmerzen stattgefunden hat. Sie legen sich auf den Rücken und positionieren die Beine, z. B. mithilfe eines Stuhls, so, dass sowohl die Hüft- als auch die Kniegelenke jeweils im rechten Winkel gebeugt sind und die Beine auf dem Stuhl bequem abgelegt werden können. Alternativ können Sie die Beine auch einfach anstellen.

Jetzt stellen Sie sich vor, Ihr Becken liegt auf dem Zifferblatt einer Uhr auf. Nicht das Zifferblatt einer großen Kirchturmuhr, sondern eher das einer kleinen Taschenuhr. Wenn Sie Ihr Becken nun ein ganz klein wenig kopfwärts rollen, sodass die Lendenwirbelsäule sich etwas mehr Richtung Unterlage bewegt und das Steißbein etwas höher kommt, dann stellen Sie sich dabei vor, die imaginäre 12 des Zifferblatts ganz sanft zu drücken. Danach rollen Sie Ihr Becken ein kleines bisschen in die Gegenrichtung und finden dadurch den Druckpunkt für die 6 Ihres Zifferblatts. Wenn Sie diese Ziffern klar für sich gefunden haben, bewegen Sie Ihr Becken abwechselnd ein klein wenig nach rechts und links zu den imaginären Ziffern 3 und 9.

So können Sie nach und nach durch minimale Beckenbewegungen auch die anderen Ziffern auf Ihrem imaginären Ziffernblatt für sich entdecken. Sie werden merken, dass einige Ziffern leicht und andere eher schwer zu finden sind. Spielen Sie damit, indem Sie versuchen, zunächst jeweils die gegenüberliegenden Ziffernpaare zu finden (1 und 7, 11 und 5 etc.). Nach und nach können Sie dann auch probieren, Viertel- oder Halbkreise im oder gegen den Uhrzeigersinn durch Beckenbewegungen abzuwandern. Die Vorstellung des Zifferblatts verhilft zu sehr differenzierten Beckenbewegungen und einer feinen Wahrnehmung der Bewegungszusammenhänge. Diese Zifferblattübung geht zurück auf Dr. M. Feldenkrais, den Begründer der Feldenkrais-Methode, und lockert – sanft ausgeführt – die Lendenwirbelsäulen-Muskulatur.

Bestandsaufnahme

Hobbys, Freizeitaktivitäten mit Zeitangabe:

....

....

Sportliche Aktivitäten mit Zeitangabe:

....

....

Damit kann ich entspannen:

....

So geht es mir jetzt:

....

....

Meine Ideen für vermehrte sportliche Aktivität:

....

....

Dos & Don'ts

Seien Sie ehrlich mit sich und stecken Sie sich realistische Ziele. Jedes Plus an Bewegung, das Sie regelmäßig in den Alltag einbauen, zählt und wirkt sich positiv aus. Aber achten Sie sorgfältig darauf, sich nicht zu überfordern. Frusterleben ist Gift für Ihre Motivation. Steigern Sie Ihre Aktivitäten nach und nach und sorgen Sie dafür, dass der Spaßfaktor nicht zu kurz kommt. Schauen Sie, ob Sie sich mit Gleichgesinnten zusammentun können. Das erleichtert es vielen Menschen, die Anfangshürden zu überwinden.

Wenn Sie sich für neue Sportarten oder Bewegungsformen interessieren, vereinbaren Sie unbedingt erst eine Schnupperstunde, bevor Sie sich zu einem Kurs fest anmelden. Das ist fast immer möglich und bietet die Gelegenheit, den Trainer oder Kursleiter persönlich kennenzulernen und für sich herauszufinden, ob einem die Art der Anleitung zusagt oder nicht. Schnuppern Sie ruhig erst in mehrere Kurse hinein, bevor Sie sich festlegen.

Diese Aktivitäten gehe ich an, und zwar auf folgende Weise:

....

....

....

....

....

....

Schritt für Schritt

Vorher

Das sind meine wöchentlichen sportlichen Aktivitäten:

....

So viel Zeit nehme ich mir dafür:

....

So fühlt sich mein Körper an:

....

Meine Rückenschmerzen (wie häufig, wie intensiv):

....

Nachher (nach 4 Wochen)

Das sind meine wöchentlichen sportlichen Aktivitäten:

....

So viel Zeit nehme ich mir dafür:

....

So fühlt sich mein Körper an:

....

Meine Rückenschmerzen (wie häufig, wie intensiv):

....

Mein Meilenstein

Was habe ich erreicht?

Habe ich es geschafft, meine Vorhaben in die Tat umzusetzen? Gestalte ich meinen Alltag bewegter? Schaffe ich es, mich regelmäßig sportlich zu betätigen? Macht es mir Freude? Woran kann ich merken, dass sich meine Fitness verbessert hat? Habe ich Gewicht verloren? Hat sich mein Körpergefühl verändert? Haben sich meine Rückenbeschwerden vermindert?

Ausdauerbewegung

Sportliche Aktivität:

....

Trainingstag ankreuzen:

○ So ○ Mo ○ Di ○ Mi ○ Do ○ Fr ○ Sa

Zeitplan in Minuten:

....

Puls beim ersten Training:

....

Puls beim vierten Training:

....

Was kann ich verbessern?

....

....

....

Erholung für die Halswirbelsäule

PAUSEN FÜR DEN NACKEN

Setzen Sie sich auf einen nicht rollenden Stuhl vor einen Schreib- oder Küchentisch und schieben Sie den Stuhl nun so weit weg vom Tisch, dass Sie mit relativ geradem Rücken bequem beide Unterarme übereinander auf dem Tisch ablegen und auf der Mitte der Unterarme Ihre Stirn positionieren können. Nun beginnen Sie sehr sanft und langsam, Ihre Stirn mal zur einen und dann zur anderen Seite zu rollen, sodass mal die linke und dann wieder die rechte Augenbraue mehr in Kontakt mit den Unterarmen kommt. Nur so weit, wie es sich sehr angenehm anfühlt! Machen Sie das viele Male und mit so wenig Anstrengung wie möglich. Dann lassen Sie Ihren Kopf wieder zur Ruhe kommen und spüren den Bewegungen einen Moment nach. Machen Sie eine Pause in der Position oder richten Sie sich auf, wenn Ihnen das angenehmer ist, als den Kopf auf den Armen ruhen zu lassen.

Danach kommen Sie zurück und legen Ihre Stirn wieder auf der Mitte der Unterarme ab. Beginnen Sie nun langsam den Kopf anzuheben, als wollten Sie nach vorne schauen, und legen ihn sanft wieder zurück. Tun Sie dies mehrere Male und spüren Sie, bis wohin in Ihrem Rücken Sie die Bewegung wahrnehmen können. Lassen Sie nach und nach die Bewegung etwas größer werden, aber bleiben Sie dabei immer im angenehmen Bereich. Dann gönnen Sie sich wieder eine Pause.

Nun legen Sie Ihren Kopf seitlich auf den übereinandergelegten Unterarmen ab, sodass Sie zu Ihrem linken Ellbogen schauen können. Beginnen Sie jetzt mit Ihrem Kopf auf den Unterarmen in Richtung rechten Ellbogen zu gleiten und wieder zurück, wobei der Hinterkopf die Bewegung führt. Führen Sie die Bewegung 3- bis 4-mal sanft aus. Sie müssen den Ellbogen nicht erreichen. Wie fühlt sich das im Rücken an? Nach einer kurzen Pause beginnen Sie Ihren Kopf mit Führung der Nase in Richtung linken Ellbogen zu bewegen und wieder zurück. Einige Male. Wie fühlt sich das an? Und schließlich verbinden Sie die beiden Bewegungen miteinander, sodass der Kopf auf den Unterarmen sanft von Ellbogen zu Ellbogen gleitet. Tun Sie das einige Male, aber nur so oft und so weit, wie es sich sehr angenehm anfühlt. Und dann gönnen Sie sich wieder eine Pause, eventuell im aufrechten Sitz.

Nun legen Sie die Unterarme andersherum übereinander und wiederholen die Bewegungen mit der Blickrichtung des Kopfes nach rechts. Sanft und langsam und mit so wenig Anstrengung wie möglich. Und wieder gönnen Sie sich danach eine Pause.

Zum guten Schluss legen Sie Ihren Kopf noch einmal wie zu Beginn mit der Stirn auf die übereinandergelegten Unterarme. Lassen Sie ihn wieder sanft nach links und rechts rollen und dann zur Ruhe kommen. Danach heben Sie noch einmal den Kopf sanft an, als wollten Sie nach vorne schauen. Fühlt sich die Bewegung jetzt anders an? Ist sie freier? Und wenn Sie sich jetzt aufsetzen, wie ist das Gefühl im Nacken nach diesen Bewegungen?

RÜCKENÜBUNG MIT UMARMUNG

Setzen Sie sich bequem auf einen Stuhl und legen Sie Ihre linke Hand auf die rechte Schulter. Dann legen Sie Ihre rechte Hand auf die linke Schulter, sodass Ihre Arme vor dem Brustkorb übereinander verschränkt aufeinander liegen. Sie umarmen sich also quasi selbst. Nun heben Sie Ihre Ellbogen vom Brustkorb weg an und lassen sie dann wieder sinken. Tun Sie das mit so wenig Kraftanstrengung wie möglich und probieren Sie aus, wie weit Sie die Ellbogen nach oben heben können, ohne dass es unangenehm wird oder schwerfällt. Wiederholen Sie diese Bewegung einige Male und registrieren dabei, was im Rücken passiert und wie sich das anfühlt. Dann lösen Sie Ihre Arme wieder, gönnen sich eine Pause und spüren Ihren Empfindungen nach.

Jetzt überkreuzen Sie Ihre Arme andersherum. Wie fühlt sich das jetzt an? Ist Ihnen diese Überkreuzung der Arme lieber als die erste Version? Wenn Sie das für sich herausgefunden haben, heben Sie wieder Ihre Ellbogen an, nur so weit, dass die Arme sich ungefähr in der Horizontalen befinden. Nun bewegen Sie Ihre Ellbogen auf dieser Horizontalen langsam nach rechts, aber nur so weit, dass es sich noch wirklich angenehm anfühlt. Von dort lassen Sie dann die gehobenen Ellbogen wieder zurückwandern zur Mitte. Wiederholen Sie diese Bewegung einige Male und nehmen wahr, was dabei im Rücken geschieht. Dann lösen Sie wieder Ihre Arme. Gönnen Sie sich eine Pause.

Nun überkreuzen Sie erneut Ihre Arme (auf welche Weise Sie mögen), heben sie an und lassen die Ellbogen auf der Horizontalen einige Male nach links wandern und wieder zurück zur Mitte. Auch hier langsam und sanft. Gehen Sie freundlich mit sich um. Wie fühlt sich diese Bewegung auf dieser Seite an? Anders oder genauso wie nach rechts? Merken Sie, wann es Ihnen genug ist, und gönnen Sie sich eine Pause mit gelösten Armen.

Jetzt heben Sie Ihre überkreuzten Arme wie zuvor zur Horizontalen an und verbinden das Bewegen der Ellbogen sowohl nach links als auch nach rechts zu einer langsamen fließenden Bewegung. Einige Male, ganz ohne Ehrgeiz, denn es geht nicht darum, möglichst weit zu kommen. Führen Sie die Bewegung so aus, dass Sie sich in ihr wohlfühlen. Danach gönnen Sie sich wieder eine Pause.

Noch einmal legen Sie Ihre Arme wie zuvor beschrieben übereinander. Jetzt heben Sie wieder die Ellbogen an, aber diesmal nicht nach vorne, sondern ein klein wenig nach rechts oben und zurück und dann nach links oben und zurück. Sehr klein und sanft schaukeln Sie Ihre Ellbogen mal nach rechts oben und wieder nach links oben. Bemerken Sie, was Ihr Becken dabei tut, wie sich Ihr Gewicht von Seite zu Seite verlagert. Machen Sie das so lange Sie es gerne tun und es sich für Sie gut anfühlt. Dann lösen Sie Ihre Arme und spüren noch mal in Ihren Rücken hinein. Wie fühlt er sich jetzt an? Wie lebendig und vielleicht bewegungsfreudig?

Noch 2 kleine Übungen für eine bessere Aufrichtung

1

AUFRICHTUNG IM STAND

Verlagern Sie Ihr Gewicht auf das rechte Bein und drücken Sie Ihre rechte Ferse fest in den Boden. Von der Ferse ausgehend richten Sie sich auf und machen sich richtig groß, wobei der Scheitelpunkt des Kopfes ganz weit nach oben zieht. Das Brustbein strebt dabei nach vorne oben. Dann wiederholen Sie das Vorgehen auf der linken Seite. Wenn Sie sich richtig langziehen und das Brustbein weit genug nach vorne oben angehoben wird, können Sie wahrnehmen, dass Ihre Schultern von ganz allein die Tendenz bekommen, nach hinten unten zu sinken.

2

SCHULTERGRUSS AUS DEM YOGA

Sie stehen aufrecht, die Arme hängen seitlich neben dem Rumpf. Drehen Sie nun die Daumen auswärts nach hinten, sodass die Handinnenflächen nach außen zeigen, und heben Sie jetzt mit der Einatmung die gestreckten Arme seitlich nach oben über den Kopf, bis die Handflächen in Kontakt miteinander kommen. Mit der Ausatmung lassen Sie die aneinandergelegten Hände vor dem Körper nach unten sinken, bis sie etwa auf Brusthöhe und die Ellbogen seitlich ausgerichtet sind.

Mit der Einatmung drehen Sie jetzt die Fingerspitzen nach vorne, strecken die Arme den Fingern folgend nach vorne aus und öffnen die Arme weit zur Seite hin ungefähr auf Schulterhöhe. Mit der folgenden Ausatmung greift Ihre linke Hand den rechten Unterarm und die rechte Hand den linken Unterarm hinter Ihrem Rücken. Gleichzeitig beugen Sie Ihre Knie und lassen das Kinn Richtung Brust sinken.

Bei der nun folgenden Einatmung falten Sie Ihre Hände hinter dem Rücken und strecken die Arme nach hinten weg. Auch die Beine strecken sich dabei, und der Kopf schaut wieder nach vorne. Dadurch kommt es zu einer wohltuenden Brustkorböffnung. Nun beugen Sie Ihre Knie mit der Ausatmung und lassen Ihren Rumpf mit geradem Rücken so weit nach vorne sinken, wie es sich gut anfühlt.

Mit der Einatmung lösen Sie Ihre gefalteten Hände voneinander und schwingen sie am Rumpf vorbei nach vorne oben, während der ganze Körper sich dabei aufrichtet, bis die Handinnenflächen hoch über Ihrem Kopf wieder zueinanderfinden. Jetzt können Sie mit der Ausatmung die aneinandergelegten Hände erneut absinken lassen und wie oben beschrieben weiter verfahren (Finger nach vorne, Arme öffnen etc.). Oder Sie beenden diese Übung, die den ganzen Schultergürtel aktiviert.

Das hat mir gutgetan:

....

....

....

....

....

....

....

Zusammenfassung

Eine der wichtigsten Selbsthilfestrategien im Zusammenhang mit Rückenschmerzen ist adäquate Bewegung. Wer rastet, der rostet wirklich, auch wenn es in manchen Situationen sehr verlockend erscheint, passiv zu bleiben, sobald der Rücken schmerzt! Dabei ist es zunächst unerlässlich, sich mit seinem Bewegungsverhalten ehrlich auseinanderzusetzen. Für sich individuell die geeigneten Bewegungsformen zu suchen und dabei noch das richtige Maß zu finden bedarf vielleicht einiger Anstrengungen. Diese aber lohnen sich, wie die Praxis zeigt. Wichtig ist dabei immer, dass Sie allzeit wohlwollend und freundlich mit sich selbst bleiben. Ein gutes Körpergefühl für sich zu entwickeln – und das gelingt meist über achtsam wahrgenommene, sanfte Bewegungen am besten – ist hierbei äußerst hilfreich.

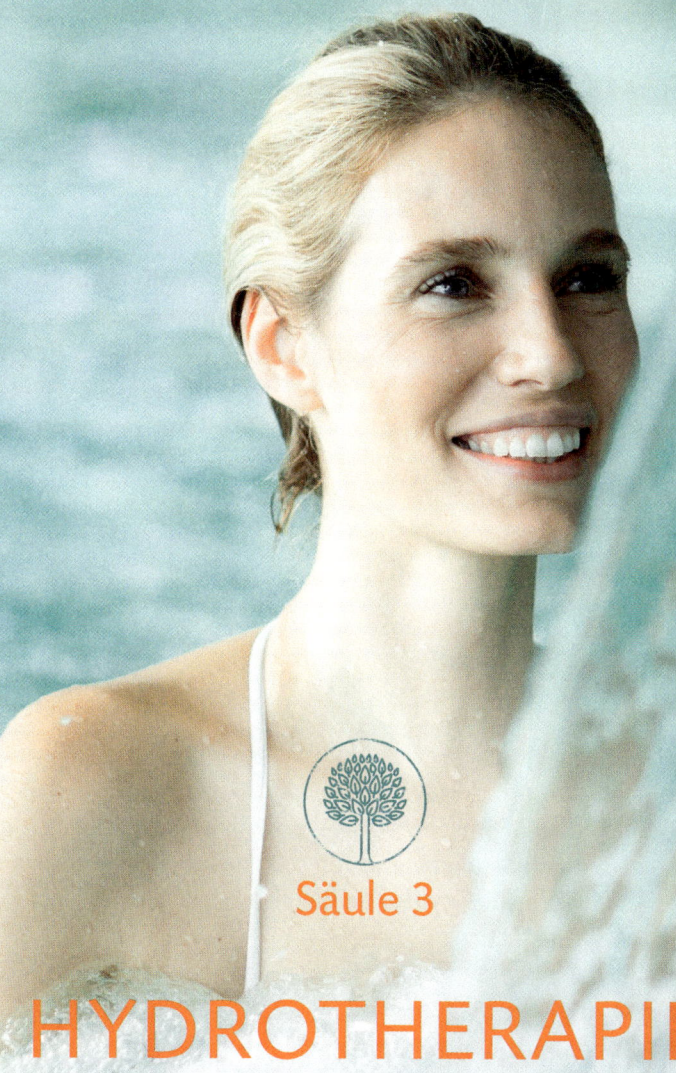

Säule 3

HYDROTHERAPIE
UND SELBSTHILFE

Kneipp'sche Anwendungen und Selbsthilfestrategien

In diesem Kapitel geht es in erster Linie darum, Selbsthilfe-strategien kennenzulernen und anzuwenden und diese bei Bedarf in den Alltag zu integrieren. Dies hilft in der Regel dabei, die oft erlernte Hilflosigkeit in Schmerzsituationen zu überwinden und Eigenkompetenz im Krankheitsmanagement zu entwickeln. Die falsche Überzeugung, Hilfe könne nur von außen kommen, wird dabei schrittweise durch die Erkenntnis ersetzt: Ich kann mir auch selbst helfen.

Heißer Lumbalguss

Der heiße Lumbalguss wirkt durchblutungssteigernd und entkrampfend, entspannend auf die Muskulatur und reflektorisch auf die Bauch- und Beckenorgane (segmentale Wirkung). Er wird **angewendet** bei: Hexen-schuss, Lendenwirbelsäulenschmerzen (Lumboischialgie, LWS-Syndrom), Verspannungen im Rücken (Lendenbereich) und auch bei Katarrh der Harnblase (Zystitis), Osteoporose.

Benötigt wird
KNEIPP-Gießhandstück oder Gummischlauch
(¾ Zoll Durchmesser, Länge ca. 1,5 m)

So wird's gemacht

+ Nehmen Sie eine sitzende Haltung ein (auf dem Wannenrand; auf einem Brett quer über der Wanne oder einem Hocker in der Wanne).
+ Der Wasserstrahl wird auf das Dreieck über dem Lendenwirbel-/Sakralbereich gerichtet. Dann die Temperatur von Hauttemperatur (ca. 34 °C) langsam und gleichmäßig bis zur Verträglichkeitsgrenze (ca. 43 °C) steigern (mit dem Zeigefinger prüfen). Empfehlenswert ist ein Einhandhebelmischer.
+ Dauer: bis eine kräftige Mehrdurchblutung (erkennbar an Rötung) erreicht ist
+ anschließend gründlich abtrocknen und Bettruhe in entspannter Haltung (Unterschenkel erhöht gelagert) oder leichte gymnastische Übungen der Wirbelsäule

Nadelreizmatte

Anwendung bei Schmerz- und Verspannungszuständen des Rückens

Vorgehen in der Anfangsphase

Bei Schmerzen im unteren Rücken setzen Sie sich auf einen Stuhl und stellen zu Beginn Ihre bloßen Füße für 10 Minuten auf die harten, runden, mit zackigen Erhebungen versehenen Plastikscheiben. Bei Schmerzen im oberen Rücken legen Sie zu Beginn Ihre bloßen Hände für 10 Minuten flach auf die Plastikscheiben. Legen Sie nun die Matte auf eine weiche Unterlage (Matratze) und positionieren genau den schmerzhaften Bereich auf die Mitte der Nadelreizmatte. Das Körpergewicht verteilt sich gleichmäßig auf den zackigen Plastikscheiben. In den ersten Minuten spüren Sie einen Reiz, der durch den Druck der Spitzen der Plastikscheiben auf der Haut entsteht und als unangenehm empfunden werden kann. Dieses Gefühl wandelt sich aber schnell in ein angenehmes Wärmegefühl. Atmen Sie ruhig ein und aus. Sie können auch gerne eines der Ihnen bekannten Entspannungsverfahren anwenden.

Anwendungsdauer

Bleiben Sie zu Beginn für 10 Minuten auf der Matte liegen und steigern Sie die Anwendungsdauer individuell auf ungefähr 20 bis 30 Minuten pro Sitzung. Zu Beginn können Sie zur Reduktion der Reizstärke auch ein sehr dünnes Tuch zwischen Haut und Matte legen. Nach der Anwendung verbleiben kleine Abdrücke auf der Haut; diese verschwinden innerhalb einiger Stunden. Die entstehende Rötung ist gewünscht und auf die vermehrte Blutzirkulation zurückzuführen. Achten Sie nach der Anwendung darauf, dass der Körper nicht auskühlt.

Im Handel werden sehr unterschiedliche Nadelreizmatten angeboten. Die Größe variiert zwischen 20 × 30 cm und 80 × 50 cm. Auch spezielle Kissen wie z. B. für den Nacken sind erhältlich. Das Material besteht häufig aus einer dünnen Kunststofffolie oder einer leicht gepolsterten Schaumstofflage, in die jeweils viele kleine Plastikscheiben eingelassen sind.

Einfache Nackenrolle, heiß

Die hier gezeigte heiße Nackenrolle sollten Sie bei Bedarf zu Hause anwenden. Sie findet **Anwendung** bei Spannungskopfschmerzen, Nackenverspannungen, Nackenschmerzen.

Vorgehen

+ Ein Frotteetuch zum Viertel aufrollen, 200 ml siedendes Wasser darüberträufeln und ganz aufrollen. Die Handtuchrolle um den Hals legen, evtl. eine Wärmflasche hinzufügen.
+ Anwendungsdauer: solange es angenehm warm ist
+ Vorsicht bei akut entzündlicher Nervenreizung, Gürtelrose, Hautentzündungen
+ Prüfen Sie vor dem Auflegen immer die Temperatur, da sonst Verbrennungsgefahr besteht!

Schröpfkopf- oder Saugglockenmassage

Hierzu benötigen Sie einen Partner Ihres Vertrauens, dem Sie zutrauen und der sich selbst zutraut, mit einem Schröpfglas tätig zu werden.

Anwendung bei
Verspannungen der Nacken-, Schulter- und Rückenmuskulatur, chronischen Rückenbeschwerden, Kopfschmerzen, Migräne, funktionellen Beschwerden des Magen-, Darm- oder Urogenitaltraktes

Vorsicht bei
Gerinnungsstörungen, Cortison, frischen Ekzemen, Wunden, Narben, Muttermalen, frischen Tätowierungen, Sonnenbrand

Wirkung
+ tiefe Bindegewebsmassage: verbesserter Bindegewebsstoffwechsel, vermehrte Durchblutung, Entspannung
+ Reiztherapie: Immunstimulation, anhaltender Resorptionsreiz durch Petechien-Einblutung, reflektorische Wirkung auf die Organe
+ Ausleitungstherapie: Ausscheidung von Schmerz- und Entzündungsmediatoren, erhöhter Stoffwechsel, verbesserter Lymphfluss

Vorgehen
Wichtig ist, dass die Haut gut eingeölt ist, damit das Schröpfglas gut gleiten kann. Durch das Zusammenpressen des Balls wird ein Unterdruck im Glas erzeugt, und es kann sich an der Haut festsaugen. Das Schröpfglas wird von der HWS-Schulter bis zum Gesäß über die langen Rückenmuskeln mit streichenden oder kleinen kreisenden Bewegungen über die Haut gezogen. Zusätzlich kann die Zwischenrippenmuskulatur behandelt werden. Möglichst nicht über Knochen, Wirbeln und Nierenzone schröpfen.

Ingwer-Nieren-Wickel

Ziel
Durchwärmen und entspannen des ganzen Körpers, aber besonders des unteren Rückens, Anregung der Nierenfunktion (Urinausscheidung). Hat einen positiven Einfluss auf Knochen, Gelenke (aus TCM-Sicht).

Indikation
Rückenschmerzen insbesondere bei Kälte-Leere-Konstitution, Nierenerkrankungen mit und ohne Steinleiden, chronische Nierenentzündungen im Anfangsstadium, chronische Gelenkerkrankungen, z.B. bei Rheuma oder Gicht

Kontraindikation
Überempfindlichkeit/Allergie gegen Ingwer, Hautläsionen, schwere Nierenentzündung, starke Menstruation

Vorbereitung
Blase entleeren, Zimmer lüften

Sie benötigen
4–6 Esslöffel gemahlenen Ingwer
2 Kompressen (10 × 20 cm)
1 wasserdichte Einmalunterlage
1 Moltontuch und 1 Geschirrhandtuch
150 ml heißes Wasser

Vorgehen
+ Den Ingwer in heißes Wasser einrühren. Auf die wasserdichte Einlage das Moltontuch, darauf das Geschirrtuch und darauf die Kompresse legen.
+ Die Kompresse mit dem Ingwerwasser tränken. Mit der Nierengegend auf die Kompresse legen und warm zudecken.
+ 15 Minuten liegen bleiben.

Heublumensack an der LWS

Anwendung bei chronischen Lendenwirbelsäulenbeschwerden, Hüftgelenkschmerzen.
Nicht anwenden bei akuter Ischiasnervenreizung.

Wirkung
entkrampfend, entspannend, durchblutungsfördernd, stoffwechselanregend, beruhigend, schmerzstillend

Sie benötigen
1 Heublumensack
1 Baumwolltuch (50 × 190 cm)
1 Wolltuch (45 × 190 cm)
Vorsicht, Verbrennungsgefahr! Vor allem bei zu hoher Dampfsättigung (Heusack zu feucht!).

Vorgehen
+ Anlegen des Heusacks in Seitenlage, mit den Tüchern befestigen, zunächst Baumwolltuch, dann das Wolltuch darüber und zurückdrehen in Rückenlage.
+ Liegedauer: Abnehmen, wenn der Heusack nicht mehr warm ist.

Dos & Don'ts

Den wichtigsten Rat zum Thema Kneipp-Anwendungen kann man gar nicht oft genug wiederholen: Kaltwasseranwendungen sollen immer nur am warmen Körperteil durchgeführt werden. Kalte Füße müssen also erst aufgewärmt werden (z.B. durch ein warmes Fußbad), bevor man beispielsweise einen kalten Kniguss macht. Ein weiterer wichtiger Tipp betrifft die Dauer von Kneipp-Anwendungen: Hören Sie unbedingt auf, wenn die Anwendung sich sehr unangenehm anfühlt. Konkret heißt das: Ein ansteigendes Fußbad sollte enden, wenn das Wasser als wirklich heiß empfunden wird. Eine Anwendung mit kaltem Wasser muss enden, wenn der sogenannte Kälteschmerz einsetzt. Die Faustregel lautet: Es soll ein kräftiger Reiz entstehen, aber kein Schmerz.

Meine ganz persönlichen Tipps:

....

....

....

....

....

....

....

....

Vorher:

....

....

....

Nachher:

....

....

....

Mein Meilenstein

Was habe ich erreicht?

Gibt es Möglichkeiten, wie Sie sich schnell und wirksam selbst helfen können, wenn Sie spüren, dass der Rücken steif wird oder der Schmerz einsetzt? Welche Maßnahmen können Sie treffen, ohne gleich zur Tablette zu greifen? Gibt es vorbeugende Anwendungen, die Sie gut in Ihren Alltag einbauen können? Könnten Sie sich mit anderen Menschen zusammentun, um am Ball zu bleiben?

Das hat mir gutgetan:

....

....

....

....

....

....

....

Zusammenfassung

Für die Selbsthilfe gegen Rückenschmerzen genügen oft ganz einfache Mittel. Kneipp'sche Wasseranwendungen sind eine bewährte und schonende Methode, die man nach kurzer Anleitung auch gut selbst zu Hause durchführen kann. Schon Kinder können mit großem Spaß an die Kneipp-Anwendungen herangeführt werden. Einmal gelernt und in den Alltag eingebaut, sind diese Anwendungen eine echte »Hausapotheke«, die sich neben dem zielgerichteten Einsatz gegen Rückenschmerzen auch gegen andere Schmerzen, zum Abbau von Stressreaktionen, zur Stärkung des Immunsystems und in vielen anderen Fällen bewährt haben.

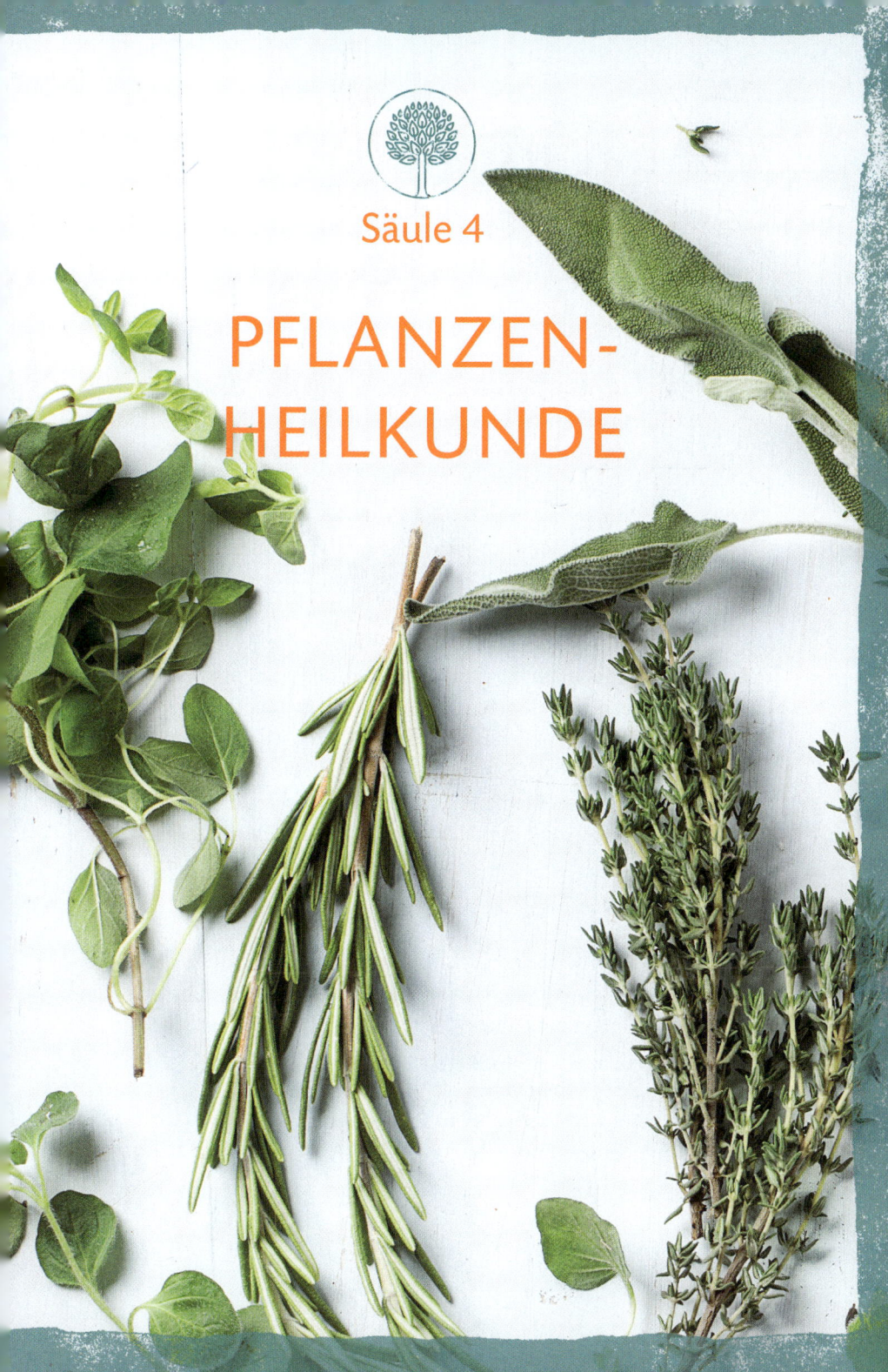

Säule 4

PFLANZEN-HEILKUNDE

Mit natürlichen Mitteln gegen Rückenschmerzen

»Gegen jede Krankheit ist ein Kraut gewachsen.« Diese Worte von Pfarrer Sebastian Kneipp sind heute aktueller denn je. In den USA herrscht die sogenannte Opioidkrise, der jährlich über 60 000 Menschen zum Opfer fallen. Für die Gruppe der nichsteroidalen Antiphlogistika, also die Gruppe um Ibuprofen, Diclofenac und Co., gibt die »number needed to kill« darüber Auskunft, nach welcher Zeit ein Patient statistisch bei der Einnahme von Medikamenten aus dieser Gruppe zu Tode kommt. Sie liegt bei 1240 Patienten und 2 Monaten.

Nebenwirkungen, ungenügende Wirksamkeit oder Wechselwirkungen mit anderen Medikamenten sind oft ein Grund dafür, pflanzliche Medikamente ergänzend einzusetzen. Der Wirkeintritt dauert länger (ca. 3 bis 4 Wochen) und die Wirkstärke ist schwächer, aber das Nebenwirkungsprofil ist weitaus günstiger als bei synthetischen Medikamenten. Oft kann man durch pflanzliche Medikamente herkömmliche chemisch-synthetische Medikamente einsparen oder in manchen Fällen sogar ganz darauf verzichten.

Therapieziele bei pflanzlichen Schmerzmitteln mit oder ohne die Kombination mit chemisch-synthetischen Medikamenten sind neben der Linderung von Schmerzzuständen:
+ Verbesserung der Lebensqualität und Alltagsfähigkeit
+ Erhaltung der Arbeitsfähigkeit
+ Verhinderung bleibender Funktionsbeeinträchtigungen durch Fortschreiten der Erkrankung

Südafrikanische Teufelskrallenwurzel (Harpagophyti procumbens radix)

Steile Karriere: vom Appetitanreger zum Schmerzstiller

Die Afrikanische Teufelskralle aus der Familie der Sesamgewächse ist im Süden Afrikas beheimatet. Nicht zu verwechseln ist sie mit der in Deutschland vorkommenden »Teufelskralle«.

Die Afrikanische Teufelskralle ist bereits seit Jahrhunderten für ihre verdauungsfördernden und appetitanregenden Eigenschaften bekannt. Typisches Anwendungsgebiet sind Schmerzen des Bewegungsapparates durch Verschleiß. Die Indikation wurde seinerzeit offiziell von der Kommission E des früheren Bundesgesundheitsamtes (heute: Bundesinstitut für Arzneimittel und Medizinprodukte, BfArM) bestätigt.

Bei der Herstellung von pflanzlichen Arzneimitteln werden die Wurzeln der Teufelskralle zu standardisierten Extrakten verarbeitet. Verabreicht wird die Afrikanische Teufelskralle zur Einnahme in Kapsel- oder Tablettenform, seltener als Tee. Teufelskralle soll bei Magen- und Zwölffingerdarmgeschwüren sowie während der Schwangerschaft und der Stillzeit nicht eingenommen werden. Mögliche unerwünschte Begleitwirkungen sollten beachtet werden.

Wie gut hilft Afrikanische Teufelskralle?

Die Afrikanische Teufelskralle ist wegen der enthaltenen Bitterstoffe appetit- und verdauungsanregend. Die Wirkung ist allgemein anerkannt. Diverse Versuche weisen darüber hinaus auf eine entzündungshemmende sowie schwach schmerzstillende Wirkung hin. Klinische Studien zeigten einen deutlichen Nutzen bei der Behandlung von Schmerzen durch Erkrankungen des Bewegungsapparates, die durch Abnutzung bedingt sind.

Die möglichen Anwendungsgebiete (Indikationen) sind drei verschiedenen Kategorien zugeordnet, je nach Studienlage.

+ degenerative Erkrankungen des Bewegungsapparates, unterstützende Therapie
+ Schmerzen in der Lendenwirbelsäule, Rückenschmerzen
+ Verdauungsbeschwerden und Appetitlosigkeit

Viele Studien liegen für Extrakte aus der Teufelskralle (Harpagophytum procumbens) vor. So konnten für Teufelskralle-Extrakte eine Linderung von Arthrose-Schmerzen, eine Besserung chronischer Rückenschmerzen und die Abnahme von Nacken- und Schulterschmerzen belegt werden.

Weidenrindenextrakt

Vom germanischen Heilkraut zum standardisierten pflanzlichen Schmerzmittel

Es gibt wohl wenige Arzneipflanzen, die eine so lange Tradition der Anwendung haben wie die Weidenrinde. Schon die Germanen nutzten Weidenrinde als Schmerzmittel und zur Wundbehandlung. Auch Hippokrates beschrieb bereits die arzneiliche Verwendung verschiedener Weidenarten, und der Bericht von Reverend Edward Stone 1763 zum Einsatz von Weidenrinde bei fiebrigen Erkrankungen fand in der medizinischen Welt große Beachtung. Dennoch begann erst in jüngster Zeit die Untersuchung der Weidenrinde auf der Grundlage moderner klinischer Forschung. Auch für Phytotherapeutika ist es wichtig, dass ihre Wirksamkeit in klinischen Studien unter Beweis gestellt wird und nicht allein mit »Tradition« und »natürlichen Heilweisen« begründet wird.

Die Inhaltsstoffe

Weidenrinde (Salicis cortex) besteht aus der im Frühjahr gesammelten getrockneten Rinde junger Zweige verschiedener Weidenarten. Neben den glucosidischen Salicylderivaten enthält die Weidenrinde als weitere Inhaltsstoffgruppen Flavonoide und Gerbstoffe. Die Dosierungsempfehlungen der European Scientific Cooperative on Phytotherapy (ESCOP) reichen bis 240 mg Salicin pro Tag.

Klinische Studien

Zur klinischen Anwendung von Weidenrinde liegen u. a. drei neuere klinische Studien mit auf Salicin standardisierten Weidenrindenextrakten bei Rückenschmerzen und Arthrose vor.

In einer Studie wurde die schmerzlindernde Wirksamkeit eines Weidenrindenextraktes in zwei verschiedenen Dosierungen (entsprechend 120 bzw. 240 mg Salicin pro Tag) gegen Placebo bei 210 Patienten mit akuten »Anfällen« chronischer Rückenschmerzen getestet. Die Behandlung mit Weidenrinde war der Placebobehandlung klar überlegen.

Nebenwirkungen und Wechselwirkungen der Weidenrindentherapie

Um als Alternative zu nichtsteroidalen Antirheumatika interessant zu sein, muss ein pflanzliches Schmerzmittel neben der Wirksamkeit auch eine gute Verträglichkeit aufweisen. Angesichts des hohen Risikos von Nebenwirkungen der NSAR-Therapie ist der Bedarf für magenverträglichere Schmerzmittel enorm. Weidenrindenextrakte haben während der in den letzten Jahren durchgeführten klinischen Studien eine sehr gute Verträglichkeit für Magen und Darm gezeigt.

Durch die chemische Verwandtschaft des Salicins zur Acetylsalicylsäure (Aspirin) wird im Zusammenhang mit einer Weidenrindentherapie häufig die Frage nach einer möglichen Hemmung der Blutgerinnung (durch Thrombozytenaggregation) gestellt. Bislang konnte keine klinisch relevante Beeinflussung der Blutgerinnung nachgewiesen werden.

Wechselwirkungen mit anderen Arzneimitteln sind nicht bekannt. Die Ergebnisse der jüngsten klinischen Studien deuten darauf hin, dass Weidenrindenpräparate eine sinnvolle Schmerztherapie für Patienten mit Rückenschmerzen oder Arthrose darstellen können. An diesen Erkrankungen leiden vor allem ältere Menschen, und gerade sie sind von Unverträglichkeiten einer Therapie mit nichtsteroidalen Antirheumatika besonders betroffen. Es wäre also wünschenswert, Patienten zu den NSAR auch eine pflanzliche Alternative mit weniger Nebenwirkungen anbieten zu können.

Chili – scharf auch gegen Schmerzen

Die Chili gehört zur Familie der Paprikapflanzen (Capsicum annuum). Die kleine scharfe Frucht ist nicht nur in der Küche beliebt, ihre natürlichen Inhalts- und Wirkstoffe kommen auch als traditionelles und verlässliches Heilmittel gegen Schmerzen zum Einsatz – besonders bei Rücken-, Nacken- und Schulterschmerzen.

Unsere »Küchenchili« ist allerdings nicht mit einer Heilpflanze gleichzusetzen. Als arzneilich angewandter Wirkstoff muss das in der Schote enthaltene Capsaicin, der Bestandteil der Pflanze, der Chili scharf macht, strenge pharmakologische Qualitätskriterien erfüllen. Die Besonderheit der Chili als Heilmittel liegt also in ihrer Schärfe: Die Inhaltsstoffe Cayennepfeffer-Dickextrakt und das daraus gewonnene Capsaicin werden für schmerzlindernde Wärmeprodukte als arzneilich angewandte Wirkstoffe verwendet. Cayennepfeffer-Dickextrakt ist in Wärme-Schmerzpflastern enthalten und sorgt für lang anhaltende, natürliche Heilwärme. Der Capsaicingehalt liegt in der Regel nicht über 0,075 % bzw. 10–40 µg Capsaicinoide/cm^2 bei Pflastern.

Eine Pflanze mit langer Arzneimitteltradition

Die Tradition des Heilmittels Chili reicht weit zurück und hat ihre Wurzeln u. a. in Mexiko. Schon vor 7000 Jahren wurde Cayennepfeffer dort zur Linderung von Schmerzen eingesetzt, aber auch – oral eingenommen – gegen Kreislaufschwächen, Schlaflosigkeit oder bei einer trägen Verdauung. Der Anbau des Cayennepfeffers als Arzneipflanze ist ab Mitte des 16. Jahrhunderts dokumentiert. Behandlungen mit Cayennepfeffer-Dickextrakt-Umschlägen wurden in Europa bereits 1850 durchgeführt und gelten als Vorläufer der Schmerztherapie bei Beschwerden an Muskeln und Gelenken. Bereits 1928 konnte der Wirkstoff Capsaicin in ein Pflaster gegen rheumatische Beschwerden eingearbeitet werden – das erste Wärmereiz-Pflaster kam auf den Markt. Es hat sich schnell als wirksames Mittel gegen Rücken- und Nackenschmerzen bewährt und wurde seitdem stetig weiterentwickelt. In den letzten Jahren hat sich die Forschung intensiv mit der Rolle des natürlichen Wirkstoffs Capsaicin in der Schmerztherapie beschäftigt. Zahlreiche klinische Studien belegen den

Einsatz als wirksame Alternative in der Therapie von Erkrankungen des Muskel- und Skelettsystems.

Mittlerweile nehmen die capsaicinhaltigen Arzneimittel einen wichtigen Platz in der Behandlung von muskulären Verspannungen ein, um Schmerzen effektiv und lang anhaltend zu lindern.

Wirkweise von Capsaicin

Die durchblutungsfördernden und schmerzhemmenden Scharfstoffe der Chili, deren Hauptsubstanz Capsaicin ist, machen bis zu 1 % des Trockengewichtes der Früchte aus. Noch in einer Verdünnung von 1 : 10 000 000 wird Capsaicin als scharf empfunden. Die Scharfstoffe der getrockneten Früchte führen, äußerlich angewendet, zu einer lokalen Steigerung der Durchblutung mit deutlichem Wärmegefühl und zusätzlich durch eine direkte Beeinflussung von Schmerzwahrnehmung und -weiterleitung zu einem schmerzlindernden Effekt. Durch die wirksame und lang anhaltende Linderung der Schmerzen können Sie sich wieder besser bewegen. Das ist wichtig, damit sich die Muskeln lockern und sich Rücken- und Nackenverspannungen lösen.

Wissenschaft und Forschung zu Capsaicin

Obwohl die Anwendung von Capsaicin bei Schmerzzuständen der Muskulatur und der Gelenke eine lange Tradition hat, wurde die Forschung zu dieser Substanz erst in den letzten Jahren intensiviert. So konnten der Wirkmechanismus und die Wirksamkeit durch klinische Studien belegt werden. Sucht man z. B. in der medizinischen Datenbank »Medline« nach »Capsaicin«, werden mehr als 10 000 wissenschaftliche Publikationen angezeigt.

Für alle Wärmeprodukte, die in der lokalen Schmerztherapie eingesetzt werden, wurden klinische Therapiestudien durchgeführt und wurde die effektive Wirkweise bei chronischen Rückenschmerzen belegt. Besonders hervorgehoben wurden sowohl die praktische Anwendung des Pflasters als auch die gute Verträglichkeit.

Dos & Don'ts

Mittel aus der Pflanzenheilkunde können eine wunderbare Möglichkeit sein, den Gebrauch von Schmerzmitteln zu reduzieren. Außerdem sind sie gut für die Selbsthilfe geeignet, und gerade bei Rückenschmerzen finden sich vielfältige Anwendungsmöglichkeiten. Bedenken Sie dabei aber immer: Alles, was wirkt, hat auch Nebenwirkungen. Übertreiben Sie also auch den Gebrauch pflanzlicher Mittel nicht. Und lassen Sie sich durch den Gebrauch von Hausmitteln nicht davon abhalten, ärztliche Hilfe in Anspruch zu nehmen, wenn Ihre Schmerzen besonders heftig sind, an Intensität zunehmen oder besonders häufig auftreten.

Schritt für Schritt

Vorher:

....

....

....

Nachher:

....

....

....

Mein Meilenstein

Was habe ich erreicht?

Haben Sie gute Erfahrungen mit Hausmitteln oder pflanzlichen Heilmitteln gemacht? Gibt es in Ihrer näheren Umgebung, beispielsweise in Ihrer Familie, kluge Menschen, die sich mit natürlichen Heilmitteln auskennen? Sprechen Sie mit ihnen darüber, und probieren Sie natürliche Mittel in aller Offenheit und unverkrampft aus. Also ohne allzu große Skepsis, aber auch ohne übersteigerte Hoffnungen auf ein »Wundermittel«. Vielleicht erleben Sie ja eine positive Überraschung.

Das hat mir gutgetan:

....

....

....

....

....

....

....

....

Zusammenfassung

Wir dürfen der Natur viel Heilkraft zutrauen. Für die Pflanzenheilkunde gilt außerdem: Wir lernen ständig dazu. Bei vielen Mitteln aus der Erfahrungsmedizin entdeckt die Naturwissenschaft erst ganz allmählich, welche Wirkungszusammenhänge in ihnen stecken. Und auch in der traditionellen Medizin anderer Kontinente gibt es noch viele spannende Heilmittel zu erforschen.

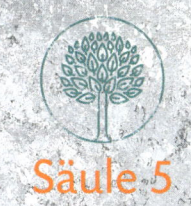

Säule 5

ERNÄHRUNG

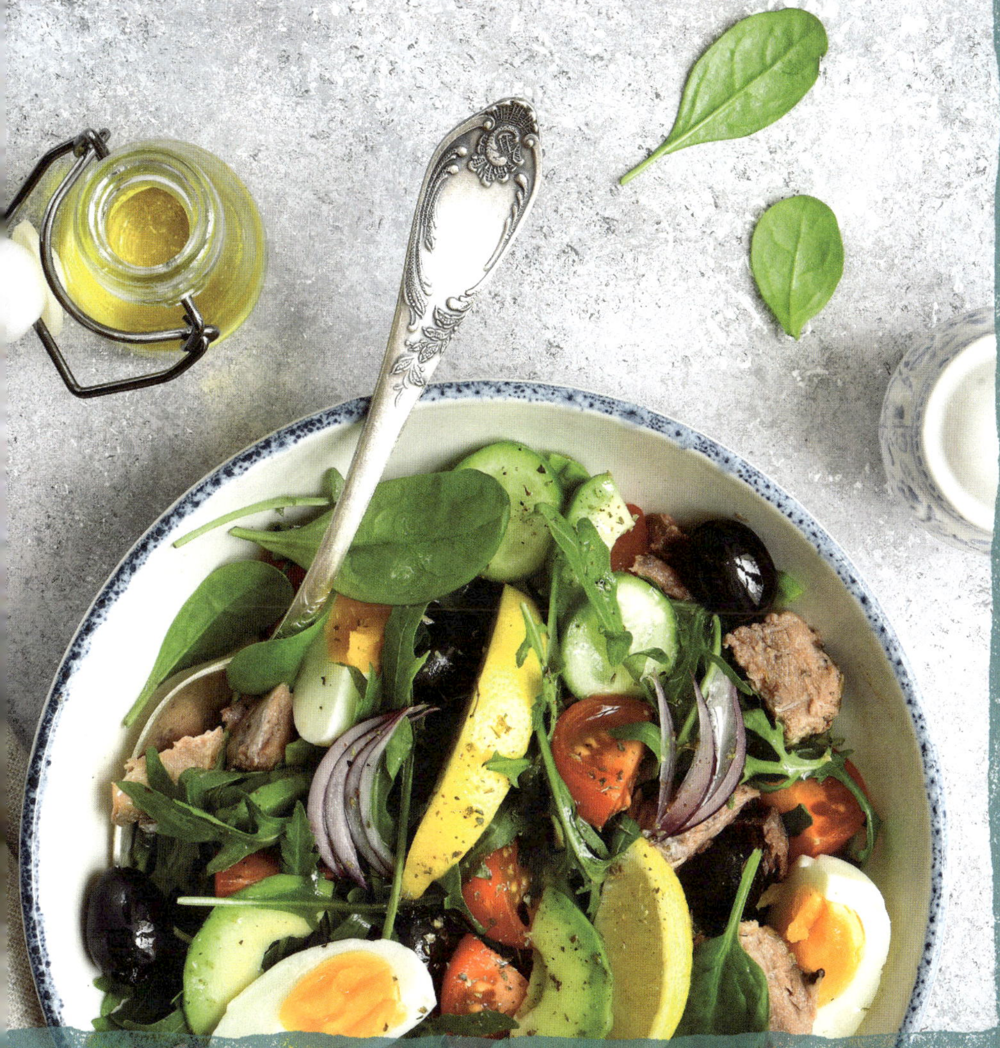

Ernährung spielt ebenfalls eine Rolle bei Rückenschmerzen

Es ist tatsächlich möglich und sinnvoll, auch über die Ernährung den Rückenschmerzen entgegenzuwirken. Zunächst und vor allem profitiert Ihr Rücken, wenn Sie überflüssige Pfunde abbauen. Eine ehrliche Bestandsaufnahme der alltäglichen Lebensmittelauswahl und des eigenen Essverhaltens ist dafür zwar nötig, aber es ist gar nicht so schwer, in kleinen Schritten das eine oder andere Nahrungsmittel wegzulassen oder durch ein anderes zu ersetzen.

Wenn Sie freundlich mit sich umgehen und sich nicht überfordern, indem Sie etwa sofort alles radikal verändern wollen, sondern sich kleine Ziele setzen und sich nach und nach neue Ernährungsgewohnheiten aneignen, dann können Sie dadurch – neben anderen Effekten – Ihre Rückenschmerzen nachhaltig positiv beeinflussen. Es gibt verschiedene hierbei zu beachtende Aspekte, die aber bei einer grundsätzlichen Ausrichtung auf eine vollwertige Ernährung relativ leicht zu berücksichtigen sind. Bei Übergewicht zeigt sich bereits bei einer Gewichtsreduktion von ein paar Pfunden durch eine Ernährungsumstellung (und moderate Bewegung) eine deutliche Verbesserung des Schmerzempfindens. Zusätzlich helfen zahleiche Inhaltsstoffe unserer Lebensmittel, dem Schmerz entgegenzuwirken.

Vollwerternährung

Sich vollwertig zu ernähren bedeutet, darauf zu achten, dass die Lebensmittel entweder gar nicht oder möglichst schonend verarbeitet sind. Das Ziel dabei ist, die natürlicherweise vorkommenden wertvollen Inhaltsstoffe weitestgehend zu erhalten. Zum ganzheitlichen Ansatz der vollwertigen Ernährung gehört auch, dass die Lebensmittel unter umwelt- und sozialverträglichen Aspekten ausgewählt werden. Daher werden saisonale Erzeugnisse aus biologischer Landwirtschaft aus der Region bevorzugt verwendet.

Zu den Grundpfeilern der Vollwertküche gehört der ausreichende Verzehr von Obst und Gemüse. Fünf Portionen (1 Portion = ca. 1 Handvoll) täglich werden empfohlen, und zwar im Verhältnis zwei Portionen Obst zu drei Portionen Gemüse. Neben Vitaminen, Mineralstoffen und Spurenelementen stärken sekundäre Pflanzenstoffe das Immunsystem, wirken antientzündlich, krebshemmend, antibakteriell und beugen unterschiedlichen Krankheiten vor. Sekundäre Pflanzenstoffe sind typischerweise die Bestandteile der Pflanze, die etwa durch ihre Farbe oder ihren Geschmack Nützlinge anlocken oder Schädlinge abschrecken sollen, z. B. Carotinoide, die sich hellorange bis leuchtend rot zeigen, oder das Capsaicin, die Schärfe der Chilischote.

Vollkornprodukte (Vollkornnudeln, Vollkornreis, Vollkornbrot) liefern neben wichtigen Vitaminen, Mineralstoffen und Spurenelementen viele gesunde Ballaststoffe, die den erfreulichen Nebeneffekt haben, dass das Sättigungsgefühl länger anhält als bei herkömmlichen Produkten. Darüber hinaus haben Ballaststoffe einen positiven Effekt auf den Fettstoffwechsel. Auch die Darmflora profitiert, und damit einhergehend das Immunsystem, denn beide stehen in direktem Zusammenhang miteinander.

Dazu ein Hinweis: Fein vermahlenes Vollkornmehl ist meist besser verträglich als grob geschrotetes. Vollkornbrot darf sich ein Brot übrigens nur dann nennen, wenn wirklich das ganze Korn mit Randschichten und dem Getreidekeim vermahlen wurde. Die Bezeichnungen Roggen-, Dinkel- oder Körnerbrot sagen nichts darüber aus, ob dieses Brot wirklich ein Vollkornbrot ist. Es kann genauso aus einem Auszugsmehl gebacken sein wie ein helles Weißbrot.

Antientzündlich essen

Entzündungsreaktionen sind ein wesentlicher Aspekt, wenn man über die Ernährung Einfluss auf seine Rückenschmerzen nehmen will. Erwähnenswert ist hierbei insbesondere die Arachidonsäure, eine Säure, die Entzündungsprozesse im Körper befeuert und sich besonders in tierischen Produkten wie Fleisch- und Wursterzeugnissen findet. Auch in Milchprodukten ist diese entzündungsfördernde Fettsäure vorhanden, doch in Maßen genossen (2 Portionen Milchprodukte pro Tag und maximal 2 bis 3 Eier pro Woche), muss nicht mit einer Verstärkung des Schmerzgeschehens gerechnet werden.

Auch ein Übermaß an gesättigten Fettsäuren wirkt sich eher ungünstig auf den Fettstoffwechsel aus. Daher sollten diese nur in geringen Mengen konsumiert werden. Sie finden sich nicht nur in Wurst und fettem Fleisch, sondern auch in Fettgebackenem (Pommes, Fertiggerichte), Butter und Käse. Daher ist die Ausrichtung auf eine vorzugsweise vegetarische Kost, wie es die Vollwertküche ja ohnehin vorsieht, sehr zu empfehlen. Ein bis zwei Fleischgerichte pro Woche und ein- bis zweimal Fisch, die übrigen Mahlzeiten vegetarisch: Das ist ein gutes Grundgerüst für eine gesunde Ernährung. In Sachen Fisch besonders zu empfehlen sind Lachs, Hering, Makrele, Sardine und Forelle. Denn diese Fische enthalten besonders viele gesunde ungesättigte Omega-3-Fettsäuren.

Darüber hinaus ist es sinnvoll, auch auf die Qualität der in der Küche verwendeten Fette und Öle zu achten. Zu empfehlen sind solche, die einfach oder mehrfach ungesättigte Fettsäuren enthalten, wie sie vor allem in Pflanzenölen zu finden sind, z. B. in Raps-, Walnuss-, Lein- und Olivenöl. Die Verwendung dieser Öle ist der von Sonnenblumen-, Distel- und Maiskeimöl vorzuziehen, denn die Letztgenannten – obwohl auch pflanzlich – enthalten Linolsäure, die ebenfalls eher entzündlich wirkt und deshalb nur in geringen Mengen konsumiert werden sollte.

Auf das Gewicht achten

Das Thema Körpergewicht spielt bei Rückenschmerzen eine erhebliche Rolle. Es sollte sich möglichst im Normbereich bewegen, denn jedes Kilogramm zu viel belastet den Rücken. Unter Übergewicht leiden alle Strukturen, die Anteil an den Bewegungen des Rückens haben (Muskeln, Sehnen, Gelenke, Bänder, Bandscheiben). Es ist wichtig, sich diesen Zusammenhang zunächst vor Augen zu führen, um dann einen ehrlichen Blick auf die alltägliche Lebensmittelauswahl und das eigene Essverhalten zu werfen. Die Orientierung an der Vollwerternährung ist da hilfreich und führt bei vielen Menschen schon zu einer Gewichtsreduktion durch den vermehrten Verzehr von Gemüse (weniger Kalorien) und Vollkornprodukten (das Sättigungsgefühl hält länger an) sowie weniger Genuss von Fleisch- und Wurstwaren.

Wenn man abnehmen möchte, hat sich das Einhalten von zwei Entlastungstagen pro Woche bewährt. An diesen zwei Tagen in der Woche isst man entweder nur Obst (1,5 Kilo, maximal eine Banane dabei) oder gekochten Vollkornreis (3 × 50 Gramm), morgens mit gedünstetem Obst, mittags und abends mit gedünstetem Gemüse.

Eine weitere gesundheitsförderliche Maßnahme zur Gewichtsreduktion ist – nach neuesten Erkenntnissen und durch Studien belegt – das intermittierende Fasten. Das bedeutet, dass man darauf achtet, eine Esspause von 16 Stunden am Stück pro Tag einzulegen. Man lässt also idealerweise das Abendessen ausfallen, sodass man ab 16 Uhr nachmittags bis zum nächsten Morgen um 8 Uhr nichts mehr isst, aber natürlich noch Wasser oder Tee trinkt. Genauso ist es möglich, bis 20 Uhr die letzte Mahlzeit einzunehmen, das Frühstück zu übergehen und erst mittags wieder zu essen. Nicht gut geeignet ist dieses Verfahren allerdings für Menschen, die aus gesundheitlichen Gründen regelmäßig drei Mahlzeiten am Tag zu sich nehmen müssen.

Zucker meiden

Der handelsübliche Haushaltszucker enthält keinerlei für die Gesundheit förderliche Inhaltsstoffe. Er liefert »leere Kalorien«, ohne dass der Körper in irgendeiner Art und Weise von ihm profitieren würde. Im Gegenteil: Er treibt außerordentlich schnell den Blutzuckerspiegel in die Höhe, was die Bauchspeicheldrüse strapaziert, die in höherem Maße Insulin ausschütten muss, um gegenzusteuern. Da der Blutzuckerspiegel danach sehr schnell wieder absinkt, meldet sich bald das Hungergefühl zurück. Zudem fördert Insulin den Fettaufbau. Wie gemeinhin bekannt, begünstigt Zucker die Entstehung von Übergewicht und Erkrankungen wie Diabetes mellitus.

Was ist also zu tun? Versuchen Sie sich ein wenig umzugewöhnen. Verringern Sie nach und nach die Zuckermenge in Ihren Speisen, sodass Sie schon mit weniger Zucker zu der Geschmacksempfindung »süß« kommen. Auch der Einsatz alternativer Süßungsmittel ist hilfreich. Lecker süß und dabei aber deutlich gesünder sind beispielsweise eingeweichte Trockenfrüchte oder Obst generell. Aufpassen: Besonders in gesüßten Getränken (Tees, Limonaden, Kakaogetränke), Fertigbackwaren und Süßigkeiten versteckt sich viel Zucker.

Aber auch in Lebensmitteln, bei denen man es auf den ersten Blick nicht vermuten würde, wie z. B. Ketchup, ist jede Menge Zucker enthalten. Das Lesen der Inhaltsangaben empfiehlt sich und hält zuweilen kleine Überraschungen bereit!

Zeit nehmen und ausreichend trinken

Viele Menschen haben verlernt, sich Zeit für Mahlzeiten zu nehmen. Häufig wird das Essen gar nicht mehr selbst gekocht, sondern lieber ein Fertiggericht gekauft. Schnell muss es gehen, und sogar wenn die Nahrungsmittel selbst zubereitet wurden, geschieht die Nahrungsaufnahme nicht selten nebenbei: im Auto, vor dem Fernseher, bei der Zeitungslektüre, am PC … Das ist sehr schade, denn sich Zeit nehmen bedeutet, die Chance zum Genuss zu bekommen, sich am Essen mit allen Sinnen erfreuen zu können. Wenn Sie mit Ihrer vollen Aufmerksamkeit bei Ihrer Mahlzeit sind, nehmen Sie besser wahr, was Sie essen – und natürlich auch, wie viel. Sie bemerken schneller das Sättigungsgefühl. Schon allein dadurch, dass Sie darauf achten, sich Zeit für Ihre Mahlzeiten zu nehmen, verringert sich die Gefahr, dass Sie mehr essen, als Sie eigentlich wollen.

Hilfreich ist es auch, ausreichend zu trinken. Die Flüssigkeitszufuhr sollte 30 Milliliter pro Kilogramm Körpergewicht betragen. Das sind also bei einem Gewicht von 50 kg circa eineinhalb Liter, bei 70 kg etwas über zwei Liter und bei 100 kg entsprechend drei Liter. Eine einfache Faustformel, an der man sich gut orientieren kann. (Bei Erkrankungen z. B. der Niere oder des Herzens können andere Empfehlungen gelten.) Mineralwasser sowie ungesüßte Kräuter- und Früchtetees sind sehr zu empfehlen. Ebenso geeignet sind stark verdünnte Saftschorlen. Auch gegen ein bis drei Tassen Kaffee oder Schwarztee ist nichts einzuwenden. Hingegen sind Limonaden und gesüßte Fertigtees o. Ä. wegen des hohen Zuckergehalts zu vermeiden.

Alkohol sollte ohnehin nur in Maßen konsumiert werden, wobei es leichterfallen mag, den Genuss einzuschränken, wenn man weiß, dass die Kalorienzufuhr beim Alkoholgenuss beträchtlich ist. Außerdem regt Alkohol den Appetit an und hemmt die Fettverbrennung.

Nährstoffe für Muskeln und Knochen

Damit die Muskeln sich entspannen, aber auch Kraft entfalten können, benötigen sie als Makronährstoff vor allem Proteine, also Eiweiß, und als Mikronährstoff insbesondere Magnesium. Da tierische Eiweißquellen bei einer antientzündlichen Ernährung stark reduziert werden, sind die pflanzlichen Eiweißquellen interessant.

Die Knochen bedürfen ebenfalls der gezielten Nährstoffversorgung, gerade auch bei Rheumaerkrankungen. Calcium und Vitamin D spielen hier die Hauptrolle. Bei einem Mangel an Vitamin D sollte es mittels Präparat zugeführt werden.

Ideen zur Selbstbeobachtung der Ernährung und des Essverhaltens

Es gibt vier Fragen, die hilfreich sind, will ich mein Essverhalten verändern und meine Ernährung umstellen:

1 **Was esse ich?** Welche Lebensmittel esse ich bevorzugt? Sind diese gesundheitsförderlich? Welche Lebensmittel möchte ich durch andere ersetzen? Durch welche? Was esse ich bei Hunger, was bei Heißhunger? Welche Alternativen gibt es?

2 **Wie viel esse ich?** Esse ich tendenziell zu wenig oder nehme ich mehr zu mir, als ich brauche? Esse ich über meinen Hunger hinaus? Esse ich beispielsweise immer den Teller leer, obwohl ich schon satt bin – weil ich so erzogen wurde?

3 **Warum esse ich?** Habe ich Appetit oder Hunger oder Heißhunger? Esse ich zu bestimmten Essenszeiten, weil ich es so gewohnt bin? Esse ich, wenn ich Stress habe, zur Entspannung? Esse ich, um mich zu belohnen oder zu trösten oder mir etwas Gutes zu tun? Gibt es noch andere Motive?

4 **Wie esse ich?** Nehme ich mir Zeit für meine Mahlzeiten, oder geschieht die Nahrungsaufnahme nebenbei bei anderen Tätigkeiten? Esse ich langsam oder schnell? Kaue ich gründlich, oder neige ich dazu, zu schlingen? Ist es mir nicht so wichtig, was ich zu mir nehme, oder genieße ich mein Essen? Was strebe ich an?

KLEINER TIPP GEGEN HEISSHUNGER AUF SÜSSES

Statt den Schokoriegel oder die Schokoladentafel zu verschlingen, können Sie sich aus der Gefriertruhe eine tiefgefrorene Himbeere oder eine sonstige Beerenfrucht holen und diese dann auf der Zunge schmelzen lassen. Nach dem vollständigen Genuss der Eisfrucht ist der Heißhunger schon verflogen. Probieren Sie es aus!

Bestandsaufnahme

Welche Lebensmittel esse ich täglich?

....

Hautbild:

....

Gewicht:

....

Das esse ich, wenn ich Heißhunger habe:

....

....

Alternativen, die ich bei Heißhunger zu mir nehmen könnte:

....

So fühle ich mich jetzt:

....

....

Ernährungstagebuch

An diesen Tagen achte ich auf vollwertige Ernährung:

	Morgens:	Mittags:	Abends:
Mo			
Di			
Mi			
Do			
Fr			
Sa			
So			

Ernährungstagebuch

An diesen Tagen achte ich auf vollwertige Ernährung:

	Morgens:	Mittags:	Abends:
Mo			
Di			
Mi			
Do			
Fr			
Sa			
So			

Lebensmittelübersicht

Darauf sollten Sie bei der Ernährungsumstellung achten und ungeeignete Lebensmittel austauschen:

Geeignet:	Ungeeignet:
frisch zubereitete Kost	Fertiggerichte
Frischobst (2 Portionen/Tag)	Dosenobst
Gemüse (3 Portionen/Tag)	Dosengemüse, zerkochtes Gemüse
ungesüßte Getränke (Wasser, Früchte-, Kräutertee, stark verdünnte Schorlen)	Fertigtees/-kaffees, Limonaden
Kaffee, schwarzer Tee (<3 Tassen/Tag)	Kaffee als Durstlöscher (>3 Tassen/Tag)
Vollkornmehl	Mehle mit hohem Ausmahlungsgrad
Vollkornnudeln, Vollkornreis	helle Nudeln, weißer Reis
mageres Fleisch/Schinken	fettreiche Fleisch- und Wurstwaren
Naturjoghurt mit frischem Obst	gesüßte Fertigjoghurts
ungesalzene, naturbelassene Nüsse	Chips, Flips, Nachos, gesalzene Nüsse
Trockenfrüchte, Honig	Zucker
Oliven-, Raps-, Walnuss-, Leinöl	Sonnenblumen-, Distel-, Maiskeimöl
vegetarische Brotaufstriche	fetter Aufschnitt/Wurst
Vollkornbrot, Vollkornbrötchen	Weißbrot, Mischbrot, Croissants, Auszugsmehlbrötchen
Gemüserohkost	Konservengemüse
selbst gebackene Kuchen, Backwaren	Fertigbackwaren, in Fett Gebackenes

Dinkelbrot mit Leinsamen

milchfrei, weizenfrei, vegan

Zutaten für 1 Brot

500 g	Dinkelvollkornmehl
1 Würfel	frische Hefe
2 EL	Apfelessig
2 TL	Salz
60 g	Leinsamen
60 g	Sonnenblumenkerne
	Rapsöl für die Form

Das Mehl in eine Schüssel sieben und die Hefe dazubröseln. Dann 450 ml handwarmes Wasser dazugießen und verkneten. Nach und nach Essig, Salz, Leinsamen und Sonnenblumenkerne unter den Teig kneten.

Eine Kastenform einfetten und den Teig hineingeben. Das Brot 50 Minuten bei 200 °C Ober-/Unterhitze backen. Dann das Brot aus der Form holen und 8 bis 10 Minuten nachbacken.

Ergibt ein Kastenbrot mit ca. 21 Scheiben. Das Brot liefert gesunde Omega-3-Fettsäuren und hilft der Verdauung auf die Sprünge. Es enthält wertvolle Vitamine, Mineralstoffe und Spurenelemente sowie Ballaststoffe, die für die Darmflora und das Immunsystem von hohem Nutzen sind. Es hält länger satt und lässt keine Blutzuckerspiegelspitzen wie bei Misch- oder Weißbrot entstehen. Mit einem leckeren vegetarischen Brotaufstrich, einem Salatblatt, Paprika, Gurken- und Tomatenscheiben belegt, eignet es sich hervorragend als Verpflegung für unterwegs.

Amaranthbrei mit Trockenobst

weizenfrei, milchfrei, vegan

Zutaten für 2 Portionen

25 g	getrocknete Mango (oder getrocknete Aprikosen)
70 g	Amaranth
300 ml	Birnensaft
300 ml	Wasser
60 g	geschroteter Dinkel
1 Prise	Salz
50 g	gehackte Mandeln
1 Msp.	Kardamompulver

Die getrockneten Früchte klein schneiden und über Nacht in Wasser einweichen.

Den Amaranth mit heißem Wasser abspülen, um Bitterstoffe zu entfernen. Saft, Wasser, Amaranth, Dinkel und eine Prise Salz zum Kochen bringen, unter Rühren bei kleiner Hitze ca. 20 Minuten köcheln und danach etwa 10 Minuten quellen lassen.

In den letzten 10 Minuten die Trockenfrüchte und evtl. einen Teil des Einweichwassers unterrühren und die gehackten Mandeln dazugeben. Mit Kardamom abschmecken.

Tipp: Den Brei mit etwas Apfel-Mango-Mus genießen.

Amaranth ist kein Getreide. Es zählt zu den Fuchsschwanzgewächsen und hat einen leicht nussigen Geschmack. Mit diesem Brei startet man dank wichtiger Vitalstoffe wie Magnesium, Calcium, Eisen, Zink und Kalium sowie dank der Ballaststoffe gut versorgt in den Tag. Insbesondere in der fleischlosen Küche stellt Amaranth eine zusätzliche, sehr empfehlenswerte Eiweißquelle dar.

Herzhafter Avocadoaufstrich

vegetarisch, weizenfrei, glutenfrei

Zutaten

1	Zwiebel
1–2	Knoblauchzehen
1 EL	frische Petersilie
1	Avocado
2 EL	Zitronensaft
15–20 g	Roquefort oder Gorgonzola
1 EL	gemahlene Haselnüsse
¼ TL	gemahlener weißer Pfeffer

Die Zwiebel und den Knoblauch schälen und in kleine Würfel schneiden. Die Petersilie hacken. Die Avocado halbieren, entkernen und das Fruchtfleisch mit einem Löffel herauslösen. Das Fruchtfleisch sofort mit Zitronensaft beträufeln. Die Zwiebel- und Knoblauchwürfel, den Käse und die Haselnüsse dazugeben und alles gründlich pürieren. Danach mit dem Pfeffer und der gehackten Petersilie abschmecken und sofort servieren.

Avocados sind birnenförmige Butterfrüchte. Das Avocado-Fett ist eines der gesündesten Fette, da es reichlich einfach ungesättigte Fettsäuren enthält. Zudem sind in der Avocado viele Mineralstoffe und Vitamine enthalten. Damit punktet sie als Aufstrich erheblich gegenüber Käse und Aufschnitt.

Auberginenpaste mit Sesammus

Zutaten für ca. 440 g Aufstrich
1 Aubergine (350 g)
1 Vollkorn-Dinkelbrötchen (50 g)
1 EL Sesammus (20 g)
2 EL Zitronensaft
1 Knoblauchzehe
¼ TL Meersalz
1 Msp. weißer Pfeffer
1 EL Kapern

Die Aubergine mehrmals mit einer Gabel einstechen, in eine feuerfeste Form oder auf ein Backblech legen und im Ofen bei 200 °C etwa 45 Minuten backen. Das Brötchen in Scheiben schneiden und in 500 ml Wasser einweichen.

Die gebackene Aubergine in warmem Zustand schälen und das Fruchtfleisch abkühlen lassen. Anschließend mit einem Messer (oder dem Pürierstab) zerkleinern und mit der Gabel zerdrücken. Sesammus, Zitronensaft und gut ausgedrücktes Vollkornbrötchen unterrühren. Den Knoblauch durch die Presse drücken und ebenfalls dazugeben.

Die Auberginenpaste mit wenig Salz und Pfeffer abschmecken, in eine Schale füllen und mit den Kapern garnieren. Die Menge entspricht etwa 440 g Aufstrich, also 11 Portionen à 40 g.

Tipp: Anstelle von Kapern kann man auch grob gehackte Petersilie verwenden.

Möhren-Kokos-Süppchen

weizenfrei, glutenfrei, vegetarisch

Zutaten für 3 bis 4 Portionen

2 EL	Rapsöl
50 g	Frühlingszwiebeln
500 g	Möhren
1 EL	Koriander
1 EL	mildes Currypulver
600 ml	Gemüsebrühe
200 ml	Kokosmilch (Dose, ungesüßt)
evtl. 50 ml	Sahne zum Garnieren
	Pfeffer, Salz
	Schale einer Limette (Bio)

Das Öl in einem großen Suppentopf erhitzen, die Frühlingszwiebeln waschen, in feine Ringe schneiden und im Öl glasig dünsten. Möhren putzen und in grobe Würfel schneiden, zu den Zwiebeln geben und alles unter Rühren anschwitzen. Koriander, Currypulver, Salz und Pfeffer über das Gemüse geben und kurz mit andünsten. Gemüsebrühe hinzugeben, aufkochen lassen und bei kleiner Hitze bei geschlossenem Deckel garen (ca. 20 Minuten).

Mit dem Pürierstab pürieren, die Kokosmilch angießen und alles noch einmal erhitzen. Mit der geriebenen Limettenschale und evtl. mit weiteren angegebenen Gewürzen abschmecken.

Die Sahne steif schlagen und die Suppe mit Sahnetupfen und etwas Currypulver garnieren.

Diese Suppe zum Abend macht satt und hilft bei der Gewichtsabnahme. Die Möhren können auch durch Hokkaidokürbis ersetzt werden. Neben den Vitamin-A-Vorstufen aus den Möhren liefert die Suppe eine gute Vielfalt sekundärer Pflanzeninhaltsstoffe.

Spanische Gazpacho
mit Kräutern und Olivenöl

milchfrei, weizenfrei, glutenfrei, vegan

Zutaten für 10 Portionen

1 kg	Tomaten
1	Salatgurke
1	Paprikaschote
1	Gemüsezwiebel
je	3 Zweige Dill und Petersilie
15	Basilikumblätter
2	Knoblauchzehen
1	kleine getrocknete Chilischote
500 ml	Gemüsebrühe
3 EL	Olivenöl
	Pfeffer, Salz
	etwas Balsamicoessig, hell, oder Saft von ½ Zitrone

Gemüse, Kräuter, Knoblauch und Chili grob zerkleinern und dann mit dem Pürierstab pürieren.

Die Gemüsebrühe dazugeben, dann das Olivenöl angießen. Mit dem Pfeffer, dem Balsamicoessig/Zitronensaft und evtl. Salz abschmecken.

Die Gazpacho muss mindestens 2 Stunden im Kühlschrank kühlen, bevor sie erneut abgeschmeckt werden kann. Aufgrund des Durchziehens mindert sich meist der Salzgeschmack.

Tipp: Die Suppe kann gut am Vortag zubereitet werden, denn je länger sie durchzieht, desto würziger und herzhafter ist sie. Sie offenbart sich als Vitalstoffbombe und schmeckt besonders in der warmen Jahreszeit vorzüglich. Das Rapsöl liefert die wertvollen Omega-3-Fettsäuren.

Italienischer Weißkohlsalat

weizenfrei, glutenfrei, vegetarisch

Zutaten für 4 Portionen		Für das Dressing	
400 g	Spitzkohl	1 EL	Kapern
1	Tomate	2 EL	Sahne
1	Apfel	2 EL	Obstessig
1–2 EL	Zitronensaft	1 TL	Senf, mittelscharf
½	Zwiebel	7 EL	kaltgepresstes Olivenöl
½	Salatgurke		Meersalz,
			frisch gemahlener Pfeffer

Für das Dressing die Kapern hacken und mit der Sahne, dem Essig und dem Senf vermengen. Zum Schluss das kaltgepresste Olivenöl mit einem Schneebesen langsam einrühren. Dadurch ergibt sich eine sämigere Konsistenz.

Den Spitzkohl putzen, eventuell waschen und in feine Streifen schneiden. Die Tomate und den Apfel waschen, Stielansätze entfernen und in Würfel schneiden. Die Apfelwürfel mit etwas Zitronensaft beträufeln. Die Zwiebel schälen und in feine Würfel schneiden. Die Salatgurke waschen und ebenfalls würfeln.

Alle Zutaten vermengen, mit Meersalz und Pfeffer abschmecken und durchziehen lassen. Vor dem Anrichten noch mal durchmengen und abschmecken.

Weißkohl enthält sehr viel Vitamin C sowie Vitamin K, Selen und das herzschützende Kalium. Zudem enthält er viele Ballaststoffe, die gut sättigen und die Verdauung auf Trab bringen. Auch glänzt er durch sogenannte Radikalenfänger-Stoffe, die nachweislich unsere Zellen schützen und den Alterungsprozess verzögern können.

Spinatlasagne

vegetarisch

Zutaten für 4 Portionen

1 kg	frischer Spinat
2 EL	kaltgepresstes Olivenöl
100 g	Zwiebel, gewürfelt
1	Knoblauchzehe, gehackt
¾ l	Gemüsebrühe
60 g	Vollkornmehl
¼ l	Milch (1,5% Fett)
¼ TL	Meersalz, etwas weißer Pfeffer aus der Mühle, Muskat
1 EL	Zitronensaft und abgeriebene Schale von ¼ Biozitrone
200 g	Lasagneplatten
200 g	Mozzarella, gewürfelt
100 g	Parmesan, frisch gerieben
2	Tomaten, in Scheiben geschnitten
1 EL	Sesamsaat

Den Spinat putzen, waschen, in kochendem Wasser 3 Minuten blanchieren. Mit kaltem Wasser abschrecken, gut ausdrücken, hacken. Öl erhitzen, Zwiebel und Knoblauch darin ca. 10 Minuten dünsten. Gemüsebrühe erhitzen, Vollkornmehl mit der Milch glatt rühren, in die kochende Brühe gießen, aufkochen, 10 Minuten köcheln lassen. Die Sauce mit den Gewürzen, dem Zitronensaft und der Schale abschmecken. Etwa 200 ml Sauce entnehmen. Restliche Sauce mit dem Salz und dem Spinat mischen.

Den Boden einer Auflaufform mit etwa der Hälfte der entnommenen Sauce bedecken, abwechselnd Lasagneplatten, Spinat, Mozzarellawürfel und Parmesan schichten, mit Spinat abschließen. Restliche entnommene Sauce darauf verteilen, mit Tomatenscheiben belegen, Mozzarellawürfel, Parmesan und Sesam darüberstreuen. Im vorgeheizten Backofen bei 200 °C ca. 30 Minuten backen.

Gratinierter Rosenkohl mit Süßkartoffelstampf

weizenfrei, glutenfrei, vegetarisch

Zutaten für 4 Portionen

400 g	Kartoffeln
600 g	Süßkartoffeln
1 kg	Rosenkohl
1 EL	Butter
200 g	Feta
20 g	Parmesan
2 EL	Leinöl oder Butter
	Salz, Muskatnuss, Pfeffer

Kartoffeln und Süßkartoffeln schälen, in kleinere Stücke schneiden und mit etwa 400 ml Wasser aufsetzen. Salzen und bei geschlossenem Deckel etwa 20–25 Minuten gar kochen. Rosenkohl putzen, waschen und halbieren. Butter in einem großen Topf schmelzen, den tropfnassen Rosenkohl dazugeben und in etwa 10 Minuten gar dünsten. Eventuell etwas Wasser dazugießen. Feta klein krümeln und Parmesan fein reiben. Rosenkohl in eine flache Auflaufform geben, Feta und Parmesan darauf verteilen und 10–15 Minuten im Backofen bei 180 °C backen. Dann den Grill einschalten und wenige Minuten gratinieren.

Das Kochwasser der Kartoffeln abgießen und auffangen. Kartoffeln mit einem Kartoffelstampfer zerstampfen und so viel Kochwasser dazugeben, bis ein cremiger Brei entsteht. Mit Salz, Muskatnuss, Pfeffer und Leinöl bzw. Butter abschmecken und zu dem gratinierten Rosenkohl servieren.

Rosenkohl ist ein sehr vitamin- und nährstoffreiches Gemüse – ein Kraftpaket für den Winter. Er zählt zu den ballaststoffreichsten Gemüsesorten.

Gemüseauflauf mit Lachs

Zutaten für 2 Portionen

400 g	Wildlachsfilet
2 EL	Zitronensaft
2 TL	Currypulver
2	Knoblauchzehen
2	Zwiebeln
1 Bund	Frühlingszwiebeln
700 g	Chinakohl, gehackt
2	Orangen
250 g	Magerquark
2	Eier
	Salz, Pfeffer, Fett zum Braten

Das Lachsfilet in Würfel schneiden, mit dem Zitronensaft beträufeln und mit Salz, Pfeffer und 1 Teelöffel Currypulver würzen. In einer Pfanne mit wenig Fett andünsten und wieder herausnehmen.

Den Knoblauch pressen und die Zwiebeln klein hacken. Die Frühlingszwiebeln waschen und in Ringe schneiden. Knoblauch, Zwiebeln und Frühlingszwiebeln in der Pfanne andünsten. Nun den Chinakohl dazugeben, kurz mitdünsten, salzen und pfeffern. Gemüse mit dem gewürfelten Fisch in eine Auflaufform geben. Die Orangen filetieren und darauflegen.

Quark und Eier vermengen und das restliche Currypulver sowie Salz und Pfeffer untermischen. Die Quarkmasse über den Auflauf geben und im vorgeheizten Backofen bei 175 °C ca. 10 Minuten backen.

Lachs enthält die B-Vitamine, Vitamin D sowie Folsäure. Zudem stecken in ihm jede Menge Kalium, Jod und Omega-3-Fettsäuren. Chinakohl enthält kaum Kalorien und fast kein Fett, ist aber reichlich gesegnet mit Vitamin C. Interessant ist auch der Gehalt an Folsäure sowie an Senfölen, die den Chinakohl besonders gut verdaulich machen und für seinen typischen Geschmack sorgen.

Zum guten Schluss

In diesem Buch wurden viele Anregungen aus den verschiedensten naturheilkundlichen Bereichen zusammengetragen, von denen wir glauben, dass sie Ihnen im Umgang mit Ihren Rückenschmerzen nützlich und hilfreich sein können.

Der Fokus liegt auf der Vermittlung von Selbsthilfestrategien. Das bedeutet aber nicht, dass ie sich ganz allein Ihren Rückenproblemen stellen sollen. Die Betreuung durch qualifiziertes Fachpersonal (Ärzte, Physiotherapeuten) ist wichtig und sehr zu empfehlen, und das Befolgen individuell zugeschnittener Trainingspläne oder Übungen hat schon vielen Patienten geholfen. Darüber hinaus aber macht es Sinn, möglichst viele Selbsthilfemaßnahmen zu kennen und im Bedarfsfall anzuwenden.

Fast alle unsere Tipps sind leicht umsetzbar, und wir hoffen, dass Sie die für Sie geeigneten Anregungen aufgreifen und in den Fundus Ihrer Strategien gegen den Rückenschmerz integrieren können. Jeder Rückenschmerz stellt sich anders dar; daher ist es sinnvoll, dass Sie sich mit Ihrer individuellen Problematik auseinandersetzen und den bisherigen Umgang mit dem eigenen Körper kritisch betrachten. Eine freundliche, wohlwollende Haltung sich selbst gegenüber und die Entwicklung eines guten Körpergefühls sind hilfreich, will man dem Rückenschmerz etwas entgegensetzen. Seien Sie geduldig mit sich und überfordern Sie sich nicht.

Wir wünschen Ihnen viel Erfolg bei der Umsetzung der Selbsthilfestrategien und eine nachhaltige Linderung Ihrer Beschwerden!

Ihr Autorenteam
Dr. Thomas Rampp und Andrea Jakob

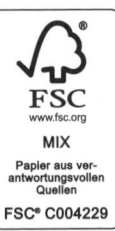

Besuchen Sie uns im Internet: www.mens-sana.de

Originalausgabe September 2018
© 2018 Knaur Verlag
Ein Imprint der Verlagsgruppe Droemer Knaur GmbH & Co. KG, München.
Alle Rechte vorbehalten. Das Werk darf – auch teilweise – nur mit Genehmigung
des Verlags wiedergegeben werden.
Die in diesem Buch vorgestellten Ratschläge und Übungen wurden von den Autoren und
dem Verlag sorgfältig geprüft und haben sich in der Praxis bewährt. Dennoch kann keine
Garantie für das Ergebnis übernommen werden. Der Verlag und die Autoren schließen
jegliche Haftung für Gesundheits- und Personenschäden aus.
Redaktion: Dr. Ulrike Strerath-Bolz
Fotos, Hintergründe und Dekoelemente: Shutterstock.com; außer S. 3, 6, 21, 35, 53, 63, 73
iStockphoto / venimo
Covergestaltung: atelier-sanna.com, München
Coverabbildung: iStock.com / venimo
Innengestaltung und Satz: atelier-sanna.com, München
Druck und Bindung: Uhl, Radolfzell
ISBN 978-3-426-65833-8

5   4   3   2   1